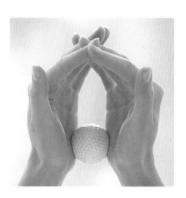

Manuel complet de
Réflexologie

pour les pieds et les mains

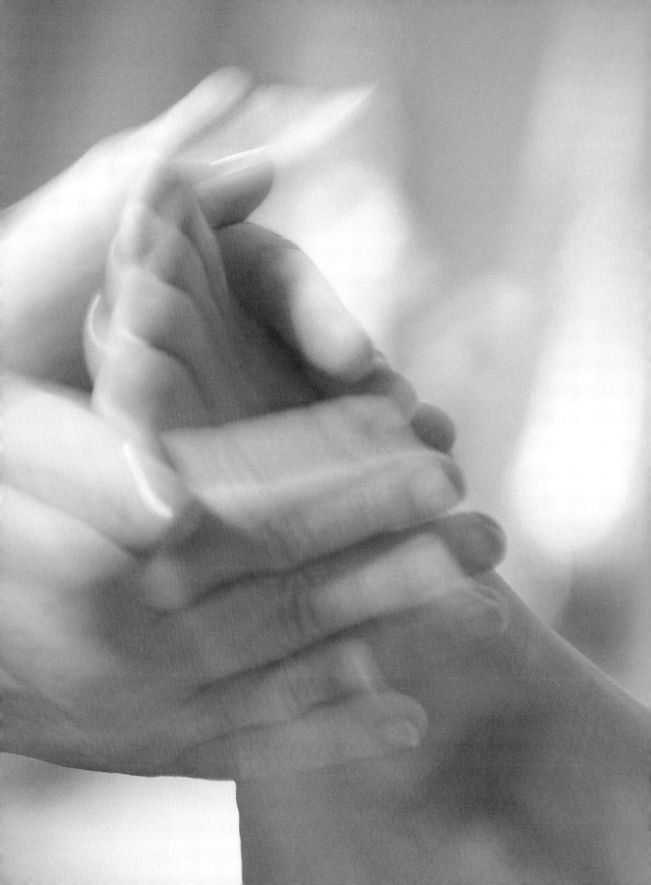

Manuel complet de
Réflexologie
pour les pieds et les mains

BARBARA & KEVIN KUNZ

PHOTOGRAPHIES DE RUTH JENKINSON

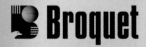

97-B, Montée des Bouleaux, Saint-Constant, Qc, Canada, J5A 1A9
Tél. : (450) 638-3338 / Télécopieur : (450) 638-4338
Site Internet : www.broquet.qc.ca
Courriel : info@broquet.qc.ca

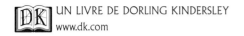
UN LIVRE DE DORLING KINDERSLEY
www.dk.com

CATALOGAGE AVANT PUBLICATION DE LA BIBLIOTHÈQUE NATIONALE DU CANADA
Kunz, Barbara

Manuel complet de réflexologie pour les pieds et les mains

Traduction de : Reflexology.
Comprend un index.
ISBN 2-89000-620-4

I. Réflexologie (Thérapeutique). I. Kunz, Kevin. II. Titre.

RM723.R43K8614 2003   615.8'22   C2003-941300-4

Pour l'aide à la réalisation de son programme éditorial, l'éditeur remercie :
Le Gouvernement du Canada par l'entremise du Programme d'Aide au Développement de l'Industrie de l'Édition (PADIÉ) ;
La Société de Développement des Entreprises Culturelles (SODEC) ;
L'Association pour l'Exportation du Livre Canadien (AELC).
Le Gouvernement du Québec - Programme de crédit d'impôt pour l'édition de livres - Gestion SODEC.

Rédactrice : Shannon Beatty
Assistante éditoriale : Penny Warren
Directrice éditoriale : Stephanie Farrow
Conception DTP : Sonia Charbonnier
Assistante artistique : Carole Ash

Maquettiste : Mark Cavanagh
Directrice artistique adjointe : Margherita Gianni
Directrice artistique : Mabel Chan
Directrice de collection : Mary-Clare Jerram
Contrôleur éditorial : Louise Daly

Titre original :
Reflexology Health at your Fingertips

Publié pour la première fois en Grande-Bretagne
en 2003 par Dorling Kindersley Limited
80, The Strand, Londres WC2R ORL

Traduit de l'anglais par Jean Brunet et J. M. Marchand

Copyright © 2003 Dorling Kindersley Limited, London
Copyright © du texte 2003 Barbara et Kevin Kunz
© Le Courrier du Livre 2003 pour la traduction française

Pour le Québec :
Broquet Inc.
Copyright © Ottawa 2003
Dépôt légal - Bibliothèque nationale du Québec
3e trimestre 2003

Imprimé et relié par Printer Portuguesa, Portugal

ISBN : 2-89000-620-4

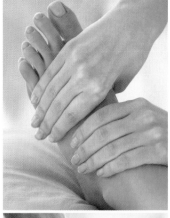

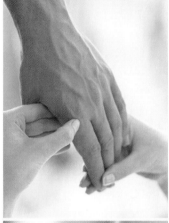

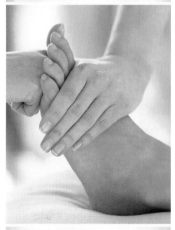

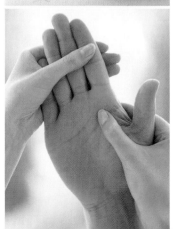

SOMMAIRE

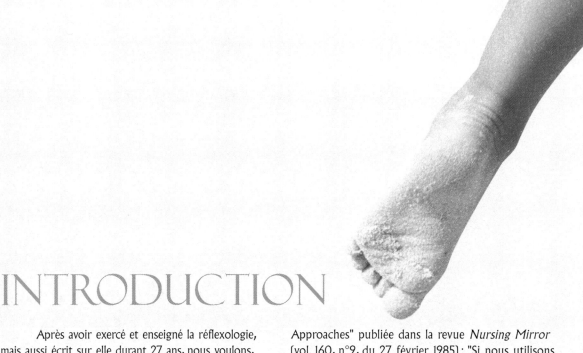

INTRODUCTION

Après avoir exercé et enseigné la réflexologie, mais aussi écrit sur elle durant 27 ans, nous voulons, dans cet ouvrage, en exposer l'historique et la doctrine, ses bienfaits, les recherches dont elle a été — et est encore — l'objet, sans oublier les schémas sur lesquels repose la pratique traduisant sa manière d'aborder les problèmes de santé. Nous voudrions toutefois, dans cette introduction, dire pourquoi elle a pris tant d'importance dans l'esprit de beaucoup.

Nous avons toujours été frappés par le fait que, chez maintes personnes, l'intérêt pour l'exercice de cette discipline est très personnel. Le désir d'aider autrui est profondément enraciné dans sa pratique. Nous avons demandé à nombre d'entre elles pourquoi elles étaient devenues réflexologues ; la réponse, unanime, qui nous est parvenue de ces spécialistes travaillant dans 11 pays différents, a été la suivante : pour aider autrui.

Comme Barbara Dobbs le remarquait dans son étude innovante intitulée "Alternative Health Approaches" publiée dans la revue *Nursing Mirror* (vol. 160, n°9, du 27 février 1985) : "Si nous utilisons la réflexologie chez ces malades cancéreux pour atténuer leur douleur, nous nous rendons vite compte de l'effet salutaire qu'elle a sur leur moral et celui de leurs familles. On fait — enfin — quelque chose en ce domaine pour eux. Les cancéreux se sentent moins abandonnés et leur entourage exprime la satisfaction de voir qu'il existe une approche indolore aidant à les traiter. Dans trois cas, nous avons appris à un parent comment la pratiquer ; or, les bienfaits recueillis semblent aussi importants pour l'un que pour l'autre... Les appréciations des malades concernant la réflexologie démontrent qu'elle peut être pour eux le moyen de percevoir ce soutien à travers une présence les accompagnant durant leurs derniers jours. De son côté, le parent a le sentiment de contribuer au bien-être d'une personne aimée, et le malade profite d'un soutien concret apporté par "un être cher."

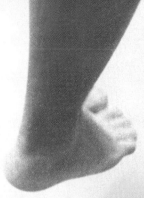

C'est une mère dont l'enfant avait été rendu partiellement aveugle à la suite d'un accident qui contribua à nous faire connaître la réflexologie. Après y avoir eu recours pour surmonter son arthrite, elle employait ses compétences en ce domaine pour améliorer sa motricité oculaire. Des amis avaient une fille dont les médecins, très sceptiques quant à sa capacité de récupération pour vivre autonome après un accident de voiture, conseillaient le placement en établissement médicalisé. Or, après le traitement réflexologique appliqué par sa mère, elle reprit son travail d'enseignante.

Autre exemple analogue : un instituteur à la retraite avait, initialement, suivi notre cours pour améliorer la mobilité de ses mains atteintes d'arthrite, pensant en fait appliquer les techniques réflexologiques à sa femme. Quand nous fîmes la connaissance de cette dernière, nous comprîmes immédiatement la raison de son intérêt pour ce traitement : elle avait eu une attaque cérébrale. En outre, non content d'améliorer son état, il voulait lui montrer son amour.

Pouvez-vous aider un être cher grâce à la réflexologie ? À la lecture de cet ouvrage et en assimilant la pratique des techniques réflexologiques, vous constaterez à l'évidence qu'elle améliore autant votre santé que celle de la personne aimée, car rester en forme soi-même est bénéfique aux autres. Comme c'est le cas de l'instituteur à la retraite, vous recueillerez, par le travail réflexologique accompli sur un tiers, l'immense satisfaction de savoir que vous avez tendu une main secourable.

Barbara K. Kunz

Kevin M. Kunz

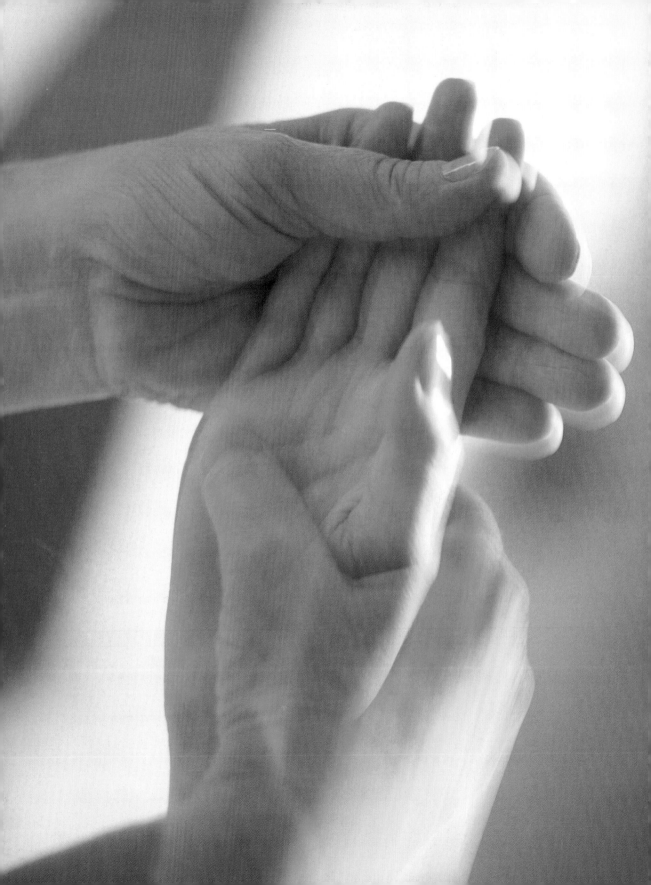

FONDEMENTS DE LA RÉFLEXOLOGIE

La pratique de cette discipline consiste à exercer une pression sur des zones spécifiques des pieds et mains pour agir, par l'intermédiaire de baro-récepteurs, sur les régions correspondantes de l'organisme. Les techniques réflexologiques activent ces capteurs, provoquant l'émission d'ondes relaxantes qui se propagent à tout le corps. Ce chapitre expose les fondements de la réflexologie, en retrace l'historique, explique comment elle améliore la santé, favorise la détente, prévient la maladie, et calme la douleur pour une plus grande qualité de vie.

HISTORIQUE

La réflexologie moderne, dont les origines remontent au XIXe siècle, atteignit son apogée dans les années 30, lorsque Eunice Ingham, entre autres, établit les schémas concernant les zones réflexogènes des mains et des pieds, précédée semble-t-il en cela par une tradition de la haute antiquité attestée par certains documents archéologiques. Ainsi par exemple, des pictogrammes égyptiens datant de 2330 av. J.-C. décrivent déjà la manipulation des mains et des pieds.

Bien que la terminologie employée dans cette discipline et ses fondements exacts n'aient pas été consignés par écrit ou aient disparu au cours de l'histoire, l'archéologie démontre que, dans les sociétés antiques, certains thérapeutes avaient la volonté évidente d'améliorer la santé et de prévenir la maladie en exerçant une pression sur les pieds et les mains.

L'ANTIQUITÉ ÉGYPTIENNE...

En Égypte, certains vestiges de l'activité humaine prouvent à l'évidence l'actualité de la manipulation des pieds à cette époque. Ainsi, à l'entrée du tombeau d'Ankhmahor, médecin à Sakkarah, on peut voir un pictogramme remontant à 2330 avant l'ère chrétienne, document décrivant cette approche thérapeutique. Le fait de l'avoir mis en bonne place sur une tombe révèle les activités liées à la vie courante des habitants. On pourrait en déduire que ce médecin pratiquait la manipulation des pieds. En fait, la traduction de ces hiéroglyphes - "Ne le laissez plus vous faire souffrir" et "Je suis vos conseils" - suggère un dialogue que la pratique réflexologique actuelle ne renierait pas.

> Certains vestiges de l'activité humaine prouvent que, dans l'Égypte antique, manipuler les pieds était un acte médical.

Un autre pictogramme, découvert dans le temple d'Amon, à Karnak, et commémorant une victoire militaire de Ramsès II, qui régna de 1300 à 1279 av. J.-C., montre un guérisseur soignant les pieds des fantassins à la bataille de Qadesh. Cette campagne militaire, menée en 1276 av. J.-C. impliquait une longue marche et, suppose-t-on, maintes plaies aux pieds. Ces pictogrammes sont lourds de sens pour les réflexologues, souvent confrontés aux pieds fatigués et tuméfiés de leurs clients. Quant aux historiens, ils rapportent que Marc Antoine (83-30 av. J.-C.) frictionna les pieds de Cléopâtre, reine d'Égypte (69-30 av. J.-C.); scène que l'empereur Auguste (62 av. J.-C.-14 ap. J.-C.) rapporte, parlant du "pathétique asservissement d'Antoine... qui massait les pieds de sa maîtresse, même pendant les festins". Pour les réflexologues, Antoine s'affairant autour des pieds de son amante évoque l'image d'une personne tendant une main secourable au-delà des mots.

... ET CHINOISE

La médecine chinoise traditionnelle attribue la bonne santé à la libre circulation de l'énergie - le *chi* - dans l'organisme, qui emprunte des voies, ou méridiens, descendant vers les pieds, les mains, et sur lesquels on agit en exerçant une pression sur des points essentiels pour garantir un flux énergétique harmonieux. Il y a environ 5 000 ans que les Chinois commencèrent à appliquer la doctrine réflexologique. C'est à cette époque que *La méthode d'observation des orteils* s'intègre à un texte médical, *Le classique de médecine interne de Huang Ti*, qui confirme l'intérêt manifesté pour le pied dans ses rapports avec l'état de santé général. Environ 3 000 ans plus tard, un médecin chinois rédigea *Le Tao du milieu du pied*, ouvrage qui

L'antiquité égyptienne prouve la précocité de la manipulation des pieds ; c'est le cas de ce haut relief (à droite) visible dans le temple du vizir Ptahhotep II, à Sakkara, datant d'env. 2350 av J.-C.

étudiait et érigeait en doctrine l'antique enseignement de *La méthode d'examen du pied*.

Toutefois, après plusieurs changements de dynastie, le nouvel empereur de Chine, membre de la dynastie Qin, ordonna l'autodafé de tous ces ouvrages et, notamment, peut-être celui du *Tao du milieu du pied*, ce qui peut expliquer le déclin de l'enseignement qu'il dispensait. Autre explication possible : la popularité croissante de l'acupuncture, à laquelle on pourrait attribuer la disparition de l'ancêtre de la réflexologie, en particulier en zone urbaine. Heureusement, dans les campagnes, les villageois continuèrent à pratiquer la manipulation du pied, la gardant ainsi vivace, mais préparant aussi sa redécouverte au XXe siècle.

LE JAPON

La force du symbole que représente le pied dans la culture, la spiritualité et la guérison dans ce pays s'exprime dans la légendaire empreinte du pied, la *Bussoku-seki* du Bouddha assis (697 ap. J.-C.) visible dans le temple du *Yakushiji* (professeur de médecine), à Nara. On découvre aussi, dans ce sanctuaire, le *Bussokudo*, édifice l'abritant. Bien que ce type d'empreinte de pied — qui symbolise le lien du Bouddha avec la terre — ait perdu sa signification, son existence même illustre l'importance du pied dans le bouddhisme et diverses cultures orientales ; en effet, des empreintes identiques datant du IVe siècle av. J.-C. sont visibles dans 15 autres pays, dont l'Inde, la Chine, la Thaïlande et la Malaisie.

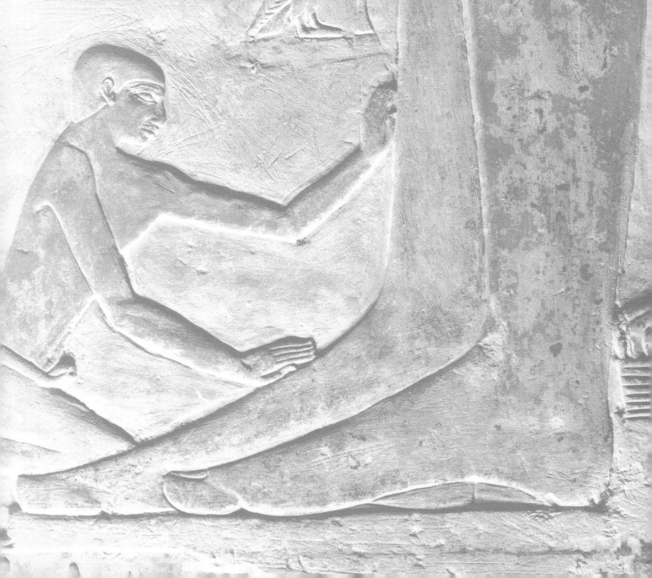

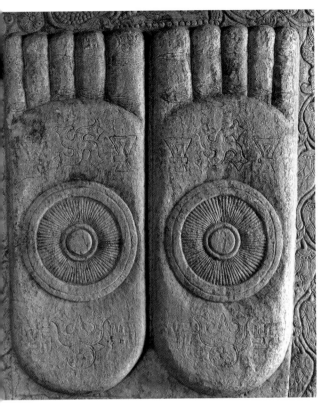

Ce haut relief indien du Ier siècle av. J.-C., qui représente "les empreintes des pieds" du Bouddha, symbolise la "connaissance approfondie du transcendant". En Inde, les pieds font depuis longtemps l'objet d'un culte.

DANS D'AUTRES CULTURES

Dans diverses régions du globe, les croyances de maintes cultures antiques traduisent le rôle particulier du pied dans leurs sociétés. Comme Barbara Walker le dit dans *The Woman's Dictionary of Symbols and Other Sacred Objects* (1988), "Les Égyptiens, les Babyloniens et d'autres peuples de l'Antiquité considéraient que marcher pieds nus sur un sol sacré pour recueillir l'influence divine de la Terre-Mère était essentiel." Même aujourd'hui, les Kogis, ethnie colombienne, ont une croyance identique : pour eux, les chaussures privent l'être humain du lien avec la Terre-Mère, aussi n'en portent-ils pas. En Russie, prévaut l'idée que se déplacer ainsi sur des sols naturels est salutaire; dans le même esprit, maints groupes sociaux asiatiques, africains, allemands et indiens perpétuent des pratiques impliquant la manipulation des pieds. Ces exemples montrent que nombre de sociétés traditionnelles considèrent le pied comme une voie vers la spiritualité et le bien général.

CONCEPTIONS OCCIDENTALES

C'est au XIXe siècle que, fondé sur les recherches menées par des scientifiques et des médecins européens étudiant le système nerveux, apparut le concept de réflexologie. Leur découverte — à savoir qu'on peut améliorer bien-être et santé par l'intermédiaire d'actes réflexes — constitue la base de toute la pratique réflexologique actuelle.

En effet, le système nerveux recueille et traite les informations provenant de l'extérieur, puis déclenche une réaction corporelle. Au cours de leurs travaux, les médecins du XIXe siècle ont étudié la notion de réflexe et défini ce dernier comme "la réaction involontaire à un stimulus". Ils ont ensuite exploré cette notion et ses répercussions possibles sur l'état de santé. Ils appliquèrent alors chaleur, froid, emplâtres et cataplasmes à base de plantes sur une partie du corps — la zone réflexogène — dans le but d'agir sur une autre partie de celui-ci. À titre d'exemple, il a été démontré qu'un cataplasme placé sur la poitrine agit sur les poumons sous-jacents. Ainsi le concept de "zones influentes" — dans lequel l'action exercée sur un point du corps provoque une réaction dans une autre région de celui-ci — tentait-il d'expliquer ce phénomène. Comme l'exprimait l'un des nombreux articles médicaux de l'époque: "L'acte réflexe [est considéré] comme une cause de maladie et [un] moyen de guérison".

L'ÉVOLUTION DES IDÉES

En 1893, Sir Henry Head (1861-1940) réalisa une percée dans la compréhension du système nerveux : il découvrit que les zones d'hyperalgésie (sensibilité cutanée excessive à la douleur) peuvent être la conséquence d'une pathologie affectant un organe interne. Il remarqua que le lien entre la peau et celui-ci résidait en ce que tous deux dépendaient de nerfs issus de la même portion de la moelle épinière. Ce mode de liaison entre système nerveux et zones corporelles, désigné par l'expression "zones de Head", porte aujourd'hui le nom de "dermatome" (NdT : territoires cutanés). C'est durant la Première Guerre mondiale (1914-1918) que les médecins, constatant que les blessures par balle pouvaient provoquer une douleur non seulement locale, mais également sur tout le trajet de la voie neurologique concernée, affinèrent leur connaissance de ce modèle pathologique.

... ET EN RUSSIE

Ivan Pavlov (1849-1936), prix Nobel, démontra qu'on pouvait conditionner les organes internes des chiens à réagir à certains stimuli. Ceci conduisit le corps médical russe du début du XXe siècle à établir l'hypothèse selon laquelle des stimuli extérieurs influent sur la santé. Cette approche prit le nom de "réflexothérapie", terme inventé en 1917 par Vladimir Behterev (1857-1957). Les médecins-chercheurs de l'époque pensaient que la maladie affectait un organe en raison d'ordres erronés lui parvenant du cerveau, théorie selon laquelle en interrompant la transmission de ces "mauvais ordres", un réflexothérapeute pouvait favoriser le rétablissement des malades. Certaines pratiques médicales actuelles traduisent la survivance de cette doctrine thérapeutique.

LA THÉRAPIE ZONALE ET SES DÉVELOPPEMENTS

William Fitzgerald (1872-1942), médecin américain, exprima des conceptions analogues. Inspiré par un voyage en Angleterre au début du XXe siècle, il constata qu'une pression exercée localement a un effet antalgique, puis enseigna que son application à un doigt ou à un orteil correspondant à l'une des dix zones du corps pouvait calmer la douleur ressentie dans celle-ci, procédé qu'il appela thérapie zonale, et que certains de ses confrères employèrent à titre curatif et comme anesthésique en petite chirurgie. Une controverse s'installa au sein du corps médical puis, temporairement en faveur, cette thérapie tomba en désuétude lorsque médicaments et modes opératoires chirurgicaux modernes prirent le relais.

Plusieurs cultures considèrent le pied comme une voie vers la spiritualité et le bien-être général.

QU'EST-CE QUE LA THÉRAPIE ZONALE ?

Élaborée par le Dr William Fitzgerald, elle divisait le corps en dix zones verticales s'étendant du vertex aux orteils. Chaque côté du corps comportait cinq zones, dont chacune, issue d'un doigt, empruntait la jambe correspondante vers l'orteil.

Au début du XXe siècle, le docteur Joseph Riley, son assistant, et, entre autres, Eunice Ingham (1879-1974), physiothérapeute, reprirent et enrichirent ses travaux. Appliquant les principes de la thérapie zonale aux pieds, ils ajoutèrent trois zones latérales et quelques autres considérations pour établir un schéma des pieds et des mains indiquant quels points sensibles à la pression correspondent aux différentes parties du corps.

C'est en 1938 que Eunice Ingham rédige son ouvrage innovant, intitulé *Stories the Feet Can Tell* (Les histoires que racontent les pieds) qui étudie la réaction réflexe lorsqu'une pression est exercée sur les pieds. C'est à elle qu'on attribue le développement et la survivance des conceptions sur lesquelles thérapie zonale et réflexologie se fondent. Au cours de ses voyages aux États-Unis, au Canada et en Europe, elle initia des milliers de personnes à la pratique réflexologique. Aujourd'hui, son neveu, Dwight Byers, poursuit son œuvre au sein de l'"école de réflexologie Ingham".

À présent, la réflexologie moderne a le vent en poupe : de nombreux pays européens la pratique. Au début des années 80, le Père Josef Eugster, prêtre jésuite à Taïwan, favorisa la renaissance, en Asie, de l'antique tradition chinoise de la manipulation des pieds.

MODE D'ACTION

Les réflexologues utilisent une gamme de techniques consistant à exercer une pression pour activer des zones réflexogènes précises situées sur les pieds et mains afin de déclencher des réactions salutaires dans d'autres parties du corps. Des schémas (voir pages 16-23) indiquent les différentes zones réflexogènes et leurs régions corporelles correspondantes. Ces projections du corps au niveau des organes locomoteurs et préhensiles aident spécialistes et pratiquants de l'autothérapie à cibler correctement les zones sur lesquelles il faut agir.

Les barorécepteurs des pieds communiquent instantanément avec cerveau, organes internes et autres parties du corps en raison de la survivance de besoins immémoriaux : en situation d'urgence, quand la réaction "combattre ou fuir" s'impose, les pieds doivent être prêts à la lutte ou à la course. Ils s'y disposent en traitant les informations ambiantes transmises par les barorécepteurs plantaires, ce qui aide l'organisme à déterminer l'oxygénation et l'apport énergétique nécessaires. Ainsi, le fait de courir exige plus d'oxygène et d'énergie que la marche. En conséquence, les informations sur la pression transmises par leurs plantes indiquent au cerveau si on est debout, assis ou allongé, ce qui l'aide à apprécier dans quelle mesure glycémie, apport en oxygène, contraction musculaire et relaxation répondent aux besoins du moment. Songez à ce qui se passe quand on fait du jogging. La pression exercée à ce niveau avertit le cerveau que le sujet court et l'organisme s'adapte aux besoins énergétiques. À la longue, le corps s'habitue à mieux fonctionner. En fait, la réflexologie est un jogging en apesanteur, puisque les barorécepteurs n'ont pas à répondre aux exigences de la station debout et du poids. À titre d'exemple, un seul nerf relie le centre du gros orteil à la région cérébrale commandant mouvement, respiration et accélération des battements cardiaques. C'est pourquoi une pression exercée sur ce point – qui est la zone réflexogène hypophysaire – déclenche une réaction de revivescence.

Pour le reste de l'organisme, les pieds font office d'"harmonisants": leurs mouvements le stimulent intégralement.

L'ANATOMIE ZONALE

Le concept zonal (voir pages 12-13) énonçait que le corps est divisé en dix zones (bandes) verticales allant du vertex aux orteils, et que tous les éléments de l'une sont reliés entre eux. Toute tension affectant l'un agit sur les autres. La manipulation d'un point situé sur une aire précise des mains et des pieds relâche les tensions siégeant dans une zone donnée et lui rend son équilibre, ainsi qu'à tout l'organisme. Pour découper le corps, les réflexologues font aussi appel à trois subdivisions secondaires – au niveau des épaules, du diaphragme et de la taille – dont les proportions relatives se retrouvent sur les plantes des pieds ou les paumes des mains, ce qui permet de repérer plus précisément quelle partie du pied ou de la main cibler pour le traitement : le gros orteil et le pouce correspondent à la tête, le bassin au talon, etc. Ainsi le pied ou la main offrent-ils un schéma du corps en trois dimensions.

L'ACTE RÉFLEXE

Imaginez-vous marchant sur un clou. En réaction à la douleur plantaire, un acte réflexe se répercute dans tout l'organisme : les muscles empêchent le pied d'appuyer sur le clou, une poussée d'adrénaline se manifeste, et maints changements affectent l'équilibre des fonctions organiques. La réflexologie agit selon le même principe, c'est-à-dire celui d'un réflexe impliquant la totalité du système nerveux.

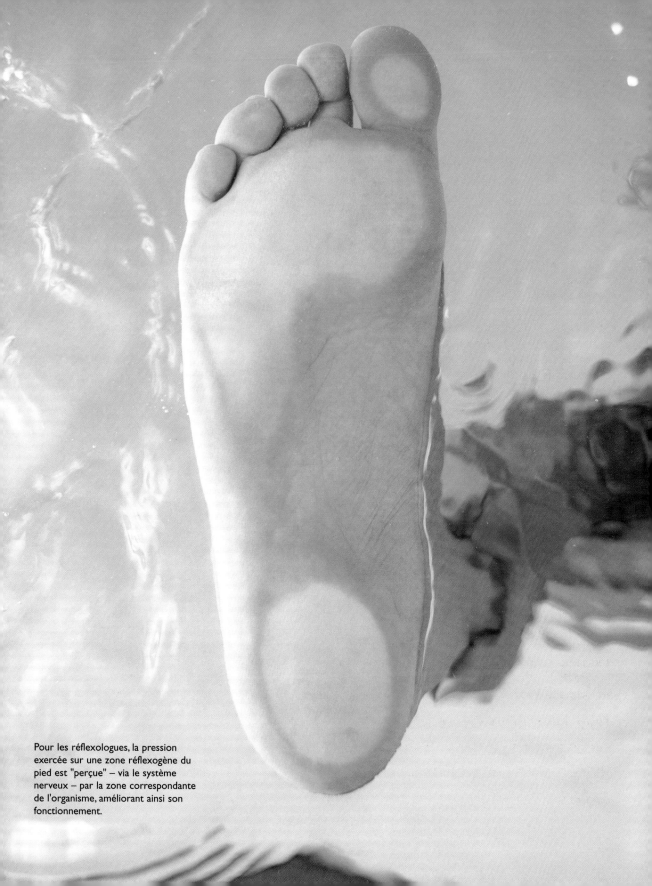

Pour les réflexologues, la pression exercée sur une zone réflexogène du pied est "perçue" – via le système nerveux – par la zone correspondante de l'organisme, améliorant ainsi son fonctionnement.

ZONES RÉFLEXOGÈNES DES PIEDS

Elles correspondent, par approximation, à l'anatomie du corps humain. Ainsi, certaines, coïncidant avec orteils et talons, sont les projections respectives de la tête et de la région lombaire. Elles se chevauchent parfois (lignes en pointillé).

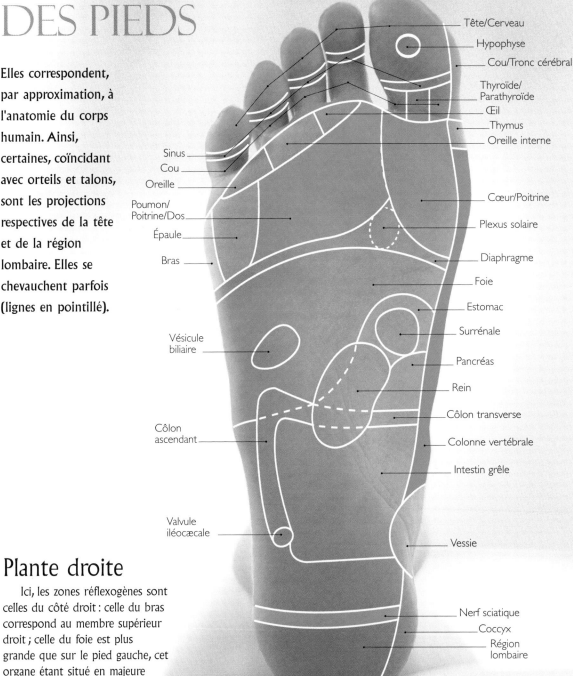

Tête/Cerveau
Hypophyse
Cou/Tronc cérébral
Thyroïde/Parathyroïde
Œil
Thymus
Oreille interne
Sinus
Cou
Oreille
Cœur/Poitrine
Poumon/Poitrine/Dos
Plexus solaire
Épaule
Diaphragme
Bras
Foie
Estomac
Surrénale
Vésicule biliaire
Pancréas
Rein
Côlon transverse
Côlon ascendant
Colonne vertébrale
Intestin grêle
Valvule iléocæcale
Vessie
Nerf sciatique
Coccyx
Région lombaire

Plante droite

Ici, les zones réflexogènes sont celles du côté droit : celle du bras correspond au membre supérieur droit ; celle du foie est plus grande que sur le pied gauche, cet organe étant situé en majeure partie de ce côté.

Plante gauche

Ici, les zones réflexogènes sont celles du côté gauche : celles du cœur, de l'estomac et du pancréas sont plus grandes que sur le schéma du pied droit, respectant ainsi le fait qu'ils sont situés de ce côté.

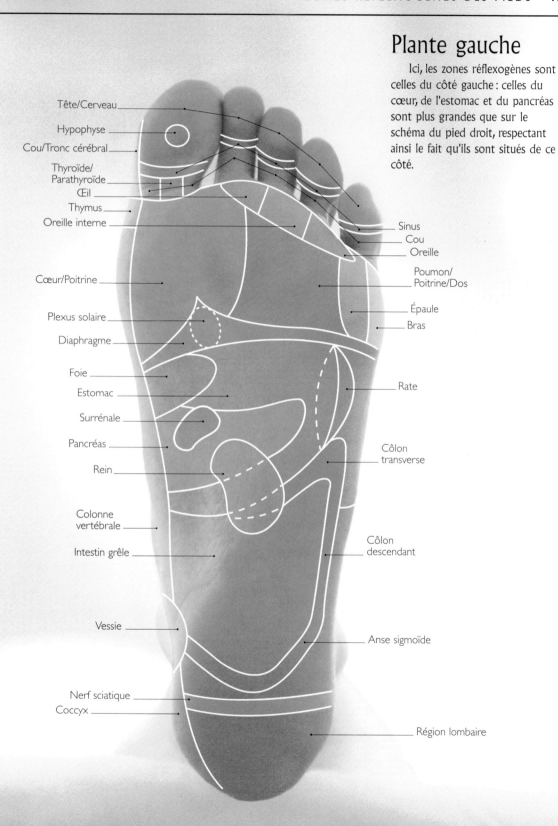

Tête/Cerveau

Hypophyse

Cou/Tronc cérébral

Thyroïde/ Parathyroïde

Œil

Thymus

Oreille interne

Cœur/Poitrine

Plexus solaire

Diaphragme

Foie

Estomac

Surrénale

Pancréas

Rein

Colonne vertébrale

Intestin grêle

Vessie

Nerf sciatique

Coccyx

Sinus

Cou

Oreille

Poumon/ Poitrine/Dos

Épaule

Bras

Rate

Côlon transverse

Côlon descendant

Anse sigmoïde

Région lombaire

Dessus du pied gauche

Ses zones réflexogènes concernent le côté gauche du corps. Celle en rapport avec la colonne vertébrale se trouve sur la face interne du pied, celle liée à l'épaule, sur la face externe. Celles du poumon, de la poitrine, du sein et du dos ne font qu'une. Cependant, tout comme la poitrine et les poumons sont situés "derrière" le dos, leurs zones réflexogènes sont placées derrière celle de ce dernier.

Intérieur du pied

Ce schéma montre comment les zones réflexogènes rachidiennes se répartissent sur la face interne du pied. Le cou coïncide avec le gros orteil, la zone située entre omoplates et pointe du pied, la région lombaire avec la voûte plantaire et le coccyx avec la naissance du talon.

Tête/Cerveau

Cou

Cou/Tronc cérébral

Sommets des épaules

Thymus

Colonne vertébrale

Dos

Taille

Vessie

Ganglions lymphatiques/Trompes de Fallope/Aine

Visage/Sinus

Dents/Gencives/Mâchoire

Bras

Poumon/Poitrine/Sein/Dos

Coude

Genou/Jambe

Région lombaire

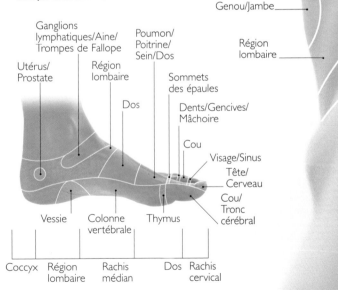

Ganglions lymphatiques/Aine/Trompes de Fallope

Utérus/Prostate

Région lombaire

Poumon/Poitrine/Sein/Dos

Dos

Sommets des épaules

Dents/Gencives/Mâchoire

Cou

Visage/Sinus

Tête/Cerveau

Cou/Tronc cérébral

Vessie

Colonne vertébrale

Thymus

Coccyx

Région lombaire

Rachis médian

Dos

Rachis cervical

ZONE RACHIDIENNE

Dessus du pied droit

Ces zones réflexogènes concernent le côté droit du corps, notamment jambe et bras droits. À mi-chemin des orteils et du talon, se trouve une ligne coïncidant avec la taille. Les organes correspondant aux régions dorsale et lombaire figurent, sur ce schéma, respectivement au-dessus et au-dessous de cette ligne. Les zones réflexogènes des ganglions lymphatiques et de l'aine forment un arc en avant et au-dessus de la cheville.

Tête/Cerveau

Cou

Cou/Tronc cérébral

Sommets des épaules

Thymus

Colonne vertébrale

Dos

Taille

Vessie

Ganglions lymphatiques/Trompes de Fallope/Aine

Visage/Sinus

Dents/Gencives/Mâchoire

Poumon/Poitrine/Sein/Dos

Bras

Coude

Genou/Jambe

Région lombaire

Extérieur du pied

La zone réflexogène du sommet des épaules va de gauche à droite à la base des orteils, celles du bras et du coude figurant latéralement. Celles de l'appareil reproducteur, du nerf sciatique et de la hanche coïncident avec la zone périmalléolaire gauche, nettement visible sur le schéma ci-dessous.

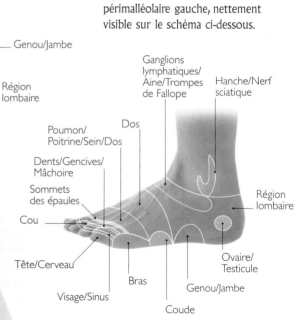

Ganglions lymphatiques/Aine/Trompes de Fallope

Hanche/Nerf sciatique

Dos

Poumon/Poitrine/Sein/Dos

Dents/Gencives/Mâchoire

Sommets des épaules

Cou

Tête/Cerveau

Visage/Sinus

Bras

Coude

Genou/Jambe

Ovaire/Testicule

Région lombaire

ZONES RÉFLEXOGÈNES DES MAINS

Si mains et pieds se présentent différemment, il en est de même de leurs schémas réflexologiques. L'une de leurs différences majeures est que les zones réflexogènes de la tête et du cou sont beaucoup plus étendues sur les doigts que sur les orteils.

Paume gauche

Ses zones réflexogènes concernent le côté gauche du corps. Celle de la colonne vertébrale se trouve à l'intérieur (paume tournée vers le bas), et celle de l'épaule, à l'extérieur. Quant à celles de la tête et du cou, elles sont situées sur les doigts, le coccyx figurant près du poignet.

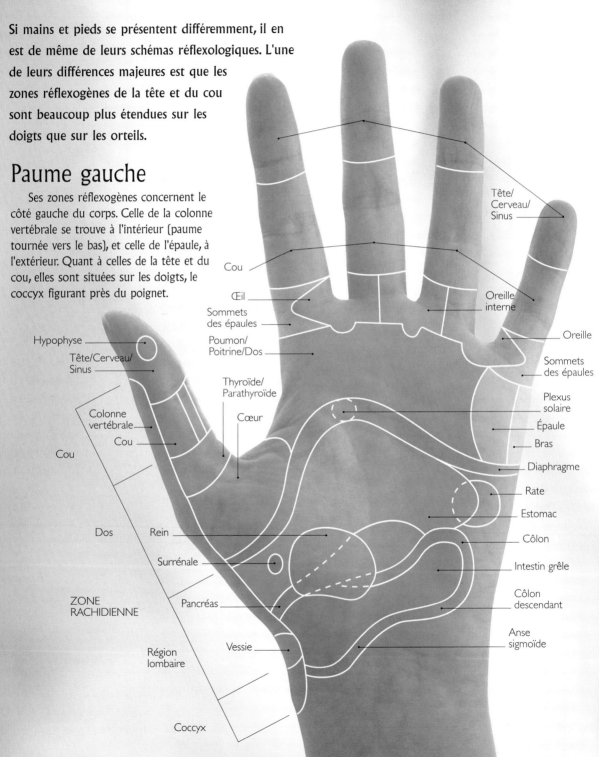

Tête/Cerveau/Sinus

Cou

Œil

Sommets des épaules

Oreille interne

Oreille

Hypophyse

Tête/Cerveau/Sinus

Poumon/Poitrine/Dos

Sommets des épaules

Colonne vertébrale

Cou

Thyroïde/Parathyroïde

Cœur

Plexus solaire

Épaule

Cou

Bras

Diaphragme

Rate

Estomac

Dos

Rein

Côlon

Surrénale

Intestin grêle

ZONE RACHIDIENNE

Pancréas

Côlon descendant

Vessie

Anse sigmoïde

Région lombaire

Coccyx

Paume droite

Ses zones réflexogènes concernent le côté droit du corps. Tout comme les deux côtés de celui-ci abritent des organes distincts, certaines différences majeures caractérisent les schémas réflexologiques des mains. Ainsi, la zone réflexogène correspondant au foie ne figure que sur la paume droite.

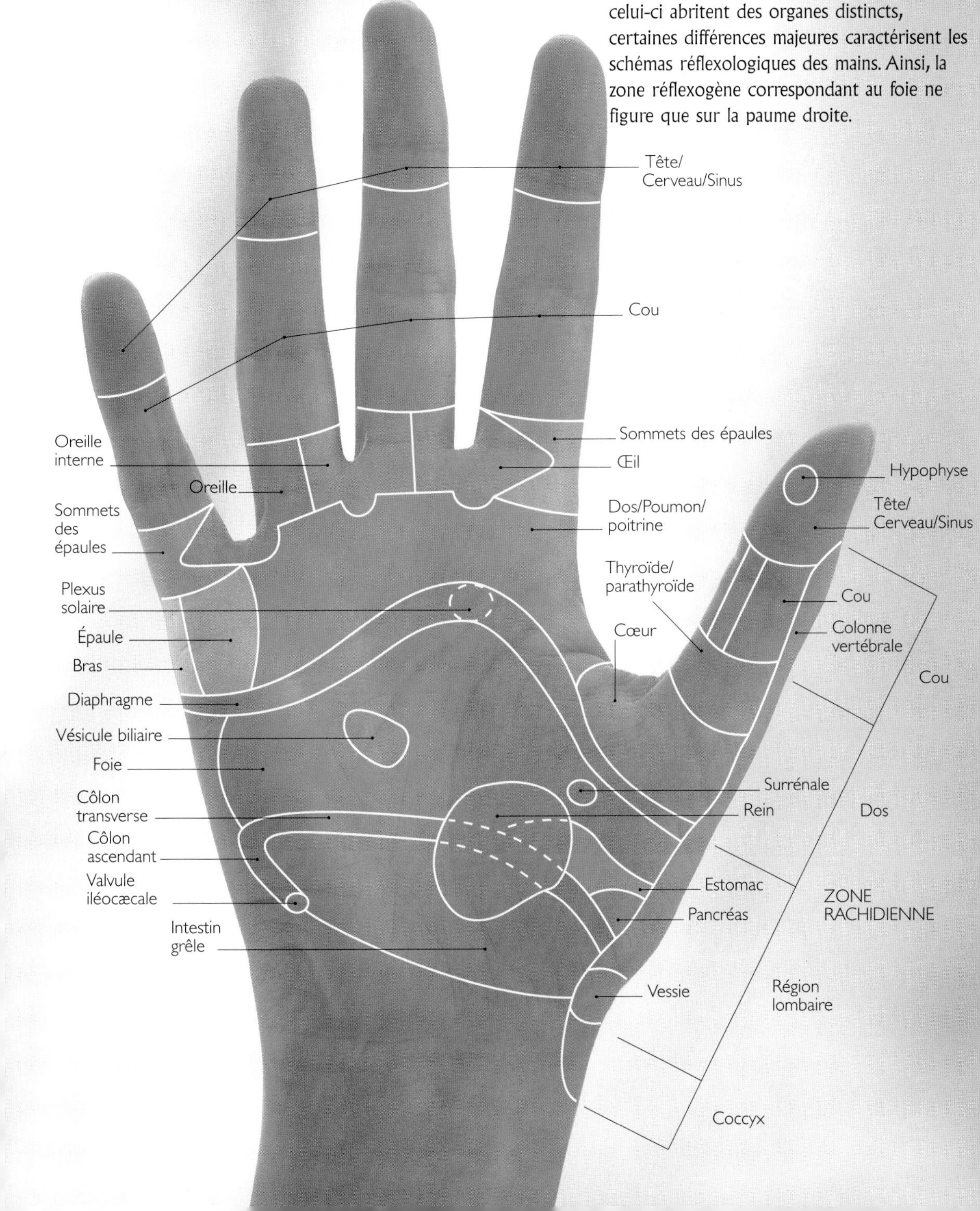

Tête/Cerveau/Sinus

Cou

Oreille interne

Oreille

Sommets des épaules

Plexus solaire

Épaule

Bras

Diaphragme

Vésicule biliaire

Foie

Côlon transverse

Côlon ascendant

Valvule iléocæcale

Intestin grêle

Sommets des épaules

Œil

Dos/Poumon/poitrine

Thyroïde/parathyroïde

Cœur

Hypophyse

Tête/Cerveau/Sinus

Cou

Colonne vertébrale

Cou

Surrénale

Rein

Dos

Estomac

Pancréas

ZONE RACHIDIENNE

Vessie

Région lombaire

Coccyx

Dessus de la main gauche

Ce schéma montre une succession de zones réflexogènes ayant l'aspect de bandes correspondant au côté gauche du corps, et allant de la tête au genou de même latéralité. Quant à celles concernant ganglions lymphatiques, aine et trompes de Fallope, elles entourent le poignet.

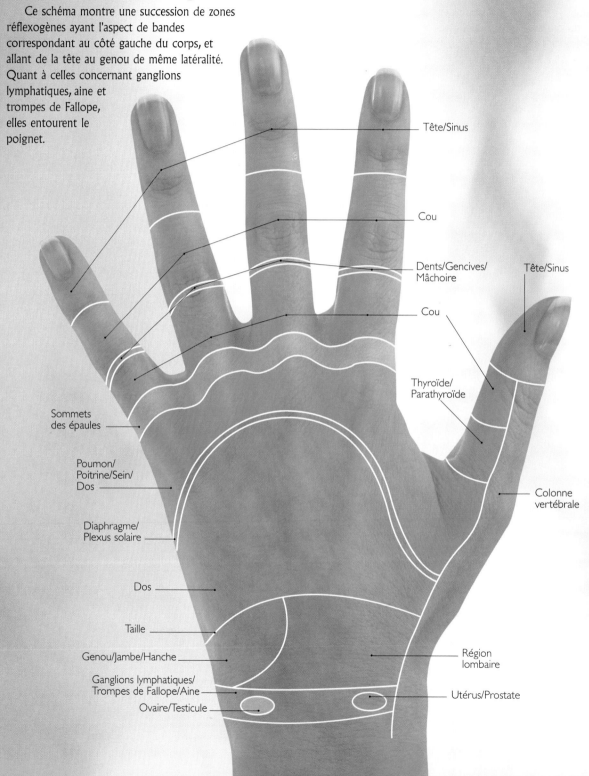

Tête/Sinus

Cou

Dents/Gencives/Mâchoire

Tête/Sinus

Cou

Thyroïde/Parathyroïde

Sommets des épaules

Poumon/Poitrine/Sein/Dos

Colonne vertébrale

Diaphragme/Plexus solaire

Dos

Taille

Genou/Jambe/Hanche

Région lombaire

Ganglions lymphatiques/Trompes de Fallope/Aine

Utérus/Prostate

Ovaire/Testicule

Dessus de la main droite

Ses zones réflexogènes concernent le côté droit du corps. À la base des longs os de la main, se trouve une ligne invisible coïncidant avec la taille. Au-dessus et au-dessous de cette dernière, se trouvent les zones réflexogènes respectives du dos, et celles correspondant à la région lombaire, aux hanches, ainsi qu'aux organes situés sous la taille.

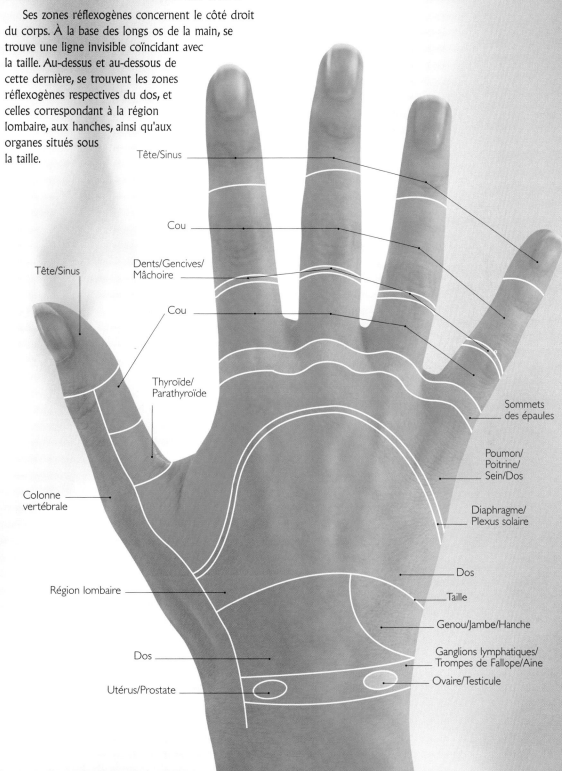

Tête/Sinus

Cou

Dents/Gencives/Mâchoire

Cou

Tête/Sinus

Thyroïde/Parathyroïde

Colonne vertébrale

Région lombaire

Dos

Utérus/Prostate

Sommets des épaules

Poumon/Poitrine/Sein/Dos

Diaphragme/Plexus solaire

Dos

Taille

Genou/Jambe/Hanche

Ganglions lymphatiques/Trompes de Fallope/Aine

Ovaire/Testicule

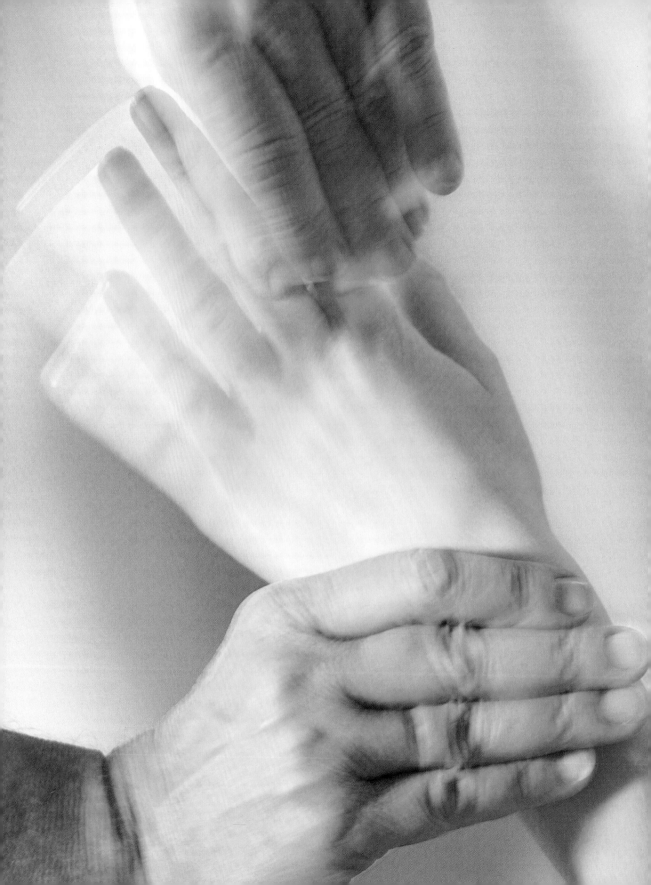

BIENFAITS DE LA RÉFLEXOLOGIE

Tout le monde peut les recueillir à profusion. Que vous ayez recours à un professionnel, que vous pratiquiez cette discipline sur vous-même, ou qu'un ami en applique les techniques, les études présentées ici montrent qu'elle favorise la relaxation, atténue les symptômes de certaines pathologies et, en général, améliore considérablement la qualité de vie. Si les pages qui suivent en présentent l'efficacité, elles répondent aussi aux questions les plus fréquentes, expliquent comment choisir un réflexologue, et esquissent ce à quoi il faut s'attendre lors d'une consultation.

POURQUOI Y A-T-ON RECOURS ?

Parmi les nombreuses raisons qui poussent à opter pour cette thérapie, citons les principales : la réflexologie est sans risque, naturelle, aisément accessible et représente une alternative simple dans le traitement étiologique de maintes pathologies. Elle séduit certains par son caractère non invasif, et d'autres parce qu'elle s'assimile et s'applique facilement puisqu'on peut la pratiquer n'importe où et n'importe quand. Elle atténue le stress quotidien et estompe les séquelles de maladies ou de traumatismes antérieurs. De même, elle offre l'occasion de proposer un toucher affectueux et de manifester par là son amour à un être cher.

Le filigrane commun et sous-jacent aux bienfaits apportés par cette discipline est qu'elle soulage les tensions, considérées comme un facteur majeur dans 80 % des pathologies, et comme un facteur favorisant dans 20 %. Exercer une pression sur les mains et les pieds entraîne simultanément une détente générale et la relaxation d'une zone spécifique. En 1956, Hans Selye (1907-1982), célèbre pour ses recherches sur le stress, observa que ce n'est pas le stress seul, mais le fait d'y être exposé longtemps qui provoque l'usure de l'organisme. La réflexologie remédie aux structurations engendrées par le stress répété en invitant le corps à un vécu le faisant sortir de sa banalité quotidienne : la première séance rompt ce cercle vicieux ; les suivantes préparent l'évolution nécessaire et lui enseignent un mode de fonctionnement plus efficace.

Elle offre l'occasion de faire une pause pour relâcher les tensions journalières. Se mettre les pieds en l'air et "décompresser" durant quelques minutes est efficace — mains et pieds douloureux rendent la vie de tous les jours pénible... — mais ses techniques amplifient beaucoup ces effets.

Tout traumatisme d'une partie du corps est un choc pour l'organisme entier. La douleur est un facteur de stress. Or, la réflexologie libère des endorphines, substances antalgiques naturelles. Elle favorise aussi l'adaptation : une blessure de l'épaule incite le corps à se comporter différemment. Si elle "dé-stresse" intégralement, elle contribue au meilleur compromis possible avec la blessure. La réflexothérapie post-traumatique permet de récupérer souplesse et mobilité en faisant travailler muscles, tendons, ligaments et articulations garantissant ainsi adresse et plaisir de marcher jusqu'à un âge avancé.

POURQUOI CHOISIR LA RÉFLEXOLOGIE ?

Elle propose une option thérapeutique non médicamenteuse et naturelle.

On l'utilise pour accélérer le rétablissement post-traumatique, notamment sur pieds et mains.

C'est une manière douce, mais efficace, d'exprimer son amour ou son affection à quelqu'un, et qui profite autant au sujet actif qu'au sujet passif.

Elle aide à soulager mains et pieds fatigués ou surmenés.

On peut l'employer pour calmer la douleur.

Elle entretient habileté manuelle et aptitude à la marche.

On peut l'employer pour rester en forme, à titre préventif.

Elle favorise la détente générale.

Elle libère des endorphines, substances antalgiques naturelles contribuant au bien-être physique.

Réponses à vos questions

La réflexologie peut-elle m'aider à résoudre mon problème de santé ?

Répondre à cette question est impossible, car maints facteurs interviennent dans la guérison, comme la durée de l'antériorité de vos maux, leur gravité et la présence ou non de troubles simultanés. Toutefois, cela dit, au cours de notre travail de réflexologues, l'efficacité de cette thérapie dans le traitement des pathologies nous a souvent stupéfaits. Lui donner une chance en vaut la peine ; que vous amélioriez ou non votre état, cela prouve que vous abordez le problème de manière positive avec la volonté de veiller sur votre santé.

De la réflexologie appliquée au pied ou à la main, quelle formule est la plus efficace ?

C'est le thème d'un débat en cours. Certains sujets apprécient la manipulation de leurs mains alors que d'autres préfèrent celle de leurs pieds. L'activité professionnelle joue un rôle : ceux qui piétinent ou marchent toute la journée optent pour les pieds, ceux, rivés à leur clavier, choisissent les mains. En général, la réflexologie du pied est considérée comme plus efficace, celui-ci étant plus sensible car enfermé dans une chaussure toute la journée. On peut aussi soutenir que, jouant un rôle majeur dans la survie, il est plus richement innervé, et réagit donc mieux à la pression exercée. Cependant, les mains présentent des caractères propres leur conférant des avantages spécifiques : étant immédiatement accessibles aux techniques autothérapiques, il est plus commode de leur appliquer souvent, et soi-même, une pression thérapeutique correcte. Chez ceux qui cherchent à recouvrer toute la fonctionnalité de leurs mains ou à préserver un mode de vie autonome, leur manipulation contribue plus efficacement à l'entretien ou à la récupération de leur aptitude à appuyer sur une touche, tirer une fermeture éclair et saisir des objets.

Les réflexologies du pied et de la main ont chacune leurs avantages : la première serait plus efficace, les pieds étant souvent très sensibles, mais la deuxième a ses atouts propres.

Que vous amélioriez ou non votre état, savoir que vous abordez la question avec optimisme et la volonté de veiller sur votre santé, vous apporte un soutien précieux.

Mieux vaut-il pratiquer l'autothérapie ou se faire traiter par quelqu'un d'autre ?

La deuxième solution vous permet de vous asseoir confortablement et de ne rien faire en savourant une sensation de détente accrue. Toutefois, la première convient beaucoup mieux à des séances fréquentes, ce qui peut être rendu nécessaire si votre objectif est d'atténuer les désagréments d'une pathologie chronique.

Y a-t-il des risques ?

La réflexologie est une thérapie extrêmement sûre. Mais, comme tout ce qui concerne le corps, on peut provoquer un hématome si on exerce une pression excessive. Une réaction générale peut aussi se manifester suite aux manipulations (sensation analogue au syndrome grippal, notamment fatigue et courbatures), l'organisme essayant d'éliminer les toxines accumulées, mais elle disparaît en une heure.

ELLE S'ADRESSE À TOUS

Quels que soient votre activité professionnelle, votre âge ou votre état de santé, la réflexologie peut quelque chose pour vous. Elle aide à vous maintenir en forme, améliore votre qualité de vie, répond à certaines exigences sanitaires et évacue le stress d'une manière très agréable.

BÉBÉS...

Nombre de réflexologues constatent que les bébés réagissent exceptionnellement bien au traitement réflexologique doux. En avion, une légère friction de la zone réflexogène de l'oreille, avant le décollage ou l'atterrissage, évite la douleur ressentie à cette occasion. Autre exemple : le bébé d'une amie en visite chez nous était agité et pleurait, aussi demanda-t-elle notre aide ; quelques douces pressions exercées sur la zone réflexogène du plexus solaire le calmèrent. "Pourquoi n'apprendrions-nous pas à faire ça ?" dit son mari. Dans cet ouvrage, vous découvrirez des procédés autothérapiques simples remédiant aux problèmes de santé courants chez les bébés, tels que coliques, diarrhées et troubles du sommeil (*voir pages 118-119*).

... ENFANTS...

Les récits chaleureux portant sur l'emploi de la réflexologie chez les jeunes enfants sont fréquents : une femme est appelée "le Pied" au lieu de "Tata" par sa nièce de deux ans qui se rappelle les manipulations qu'elle lui prodiguait sur les pieds. Un autre client, 40 ans après, n'avait pas oublié celles auxquelles procédait sa mère quand elle le couchait chaque soir.

Lors d'un voyage, un enfant de 5 ans voulait à tout prix retourner chez lui pour retrouver "sa" balle de golf. Ses parents apprirent qu'il avait l'habitude de pratiquer la technique réflexologique de sa nounou, qui en utilisait une (*voir pages 50-51*) pour calmer les douleurs sinusales dont elle souffrait ; l'enfant l'avait adoptée pour atténuer ses maux de tête. Donner à un enfant la possibilité d'agir sur lui-même par le biais de la réflexologie a une valeur inestimable : quoi de mieux pour le rendre autonome que de lui offrir le moyen de communiquer avec son corps ? En effet, l'application des techniques autothérapiques lui permet d'entrer en interaction avec ses bobos, comme dit un enfant de 2 ans. À cet âge, curiosité naturelle, sens de l'observation et capacité innée d'apprendre offrent à la réflexologie l'occasion de tenir un rôle déterminant, d'autant plus qu'il a l'habitude — salutaire, en l'occurrence — de jouer avec ses mains et ses pieds.

Cette discipline vous fournit un excellent moyen de communication avec l'enfant, surtout si vous devez l'utiliser alors qu'il est malade, moment où elle s'avère, pour les parents, un adjuvant précieux au traitement médical classique, ce à quoi vous aidera ce livre (*voir pages 118-119*).

... PERSONNES ÂGÉES...

Les uns après les autres, des retraités nous demandèrent des rendez-vous réguliers le vendredi ; leurs motivations devinrent évidentes quand ils nous parlèrent d'"'harmonisation existentielle" : un de nos clients leur avait rapporté combien la réflexologie avait amélioré sa vie amoureuse et rendu ses fins de semaine plus gaies. Cela évoque la qualité de vie accrue qu'elle peut procurer. De fait, le vieillissement est un défi unique en son genre exigeant des solutions répondant à des préoccupations précises. Que vous souhaitiez en atténuer les répercussions corporelles — par ex. douleurs articulaires et incontinence — ou simplement rendre service à une personne âgée ne bénéficiant que d'un contact physique restreint, n'hésitez pas à vous inspirer du contenu de cet ouvrage (*voir pages 122-123*).

... INVALIDES...

Lorsqu'une grave maladie dégénérative empêcha l'un de nos clients de manœuvrer sa télécommande de téléviseur, elle le priva de son dernier divertissement. Toutefois, les séances de réflexologie l'aidèrent à recouvrer l'usage de son pouce, à sa plus grande satisfaction, puisque cette thérapie répond à certains besoins spécifiques. Par exemple, si aucune pression n'est exercée sur les plantes des pieds, muscles, nerfs et os concernés dégénèrent, si bien que pour les sujets condamnés au fauteuil roulant, elle procure une stimulation sensorielle on ne peut mieux venue. Chez ceux s'efforçant de préserver la fonctionnalité de leurs mains, elle renforce leur habileté. Au cours de notre travail, nous avons aussi constaté qu'elle augmente le tonus musculaire et a un effet positif sur les organes internes. À mesure que vous apprendrez à manipuler correctement pieds et mains (*voir pages 68-117*), vous assimilerez les techniques permettant de cibler maints problèmes de santé (*voir pages 130-153*).

... SUJETS GRAVEMENT MALADES...

Il n'y a pas si longtemps, une amie nous téléphona pour nous demander l'adresse d'un réflexologue exerçant dans sa ville. Elle voulait venir en aide à sa sœur, divorcée, chez laquelle on venait tout juste de diagnostiquer un cancer et qui n'avait plus beaucoup de temps à vivre. Au lieu de cela, nous lui avons appris la réflexologie. Ultérieurement, elle nous écrivit pour nous dire combien cette expérience avait été enrichissante pour elles deux. En effet, cette thérapie, outre qu'elle lutte contre la douleur et atténue les symptômes caractérisant certaines pathologies, profite au traitant comme au malade en ce sens qu'elle lui donne l'occasion de proposer un soutien concret à un moment critique. Dans ces cas-là, elle constitue des soins supplémentaires dont la portée dépasse, en valeur, ceux que pourrait prodiguer un professionnel. Alors, n'hésitez pas à vous initier à sa pratique (*voir pages 130-153*).

... FEMMES ENCEINTES

Tandis qu'on l'emmenait dans la salle de travail, notre nièce insista pour qu'on lui apporte sa balle de golf qu'elle voulait utiliser pendant l'accouchement. Les infirmières furent étonnées de la rapidité et de la facilité avec laquelle tout se déroula. D'ailleurs, l'emploi de la réflexologie s'accroît au sein du corps médical spécialisé en gynécologie et obstétrique, de même que nombre d'études témoignent de son efficacité. Dans *The Effects of Reflexology on Labour Outcome* (GB, 1989), les Drs Gowri Motha et Jane McGrath rapportent que les femmes enceintes ayant suivi une série de dix séances réflexologiques en recueillaient des bienfaits qu'elles jugeaient évidents. Certaines présentaient des temps de travail de seulement 2-3 heures; celles âgées de 20-25 ans avaient un temps moyen d'effacement et de dilatation de 5-6 heures, un temps moyen d'expulsion de 16 minutes, et un temps moyen de délivrance de 7 minutes. Ces temps se comparent aventageusement avec les chiffres moyens de 16-24 heures pour la première phase du travail, et de 1-2 heures pour la deuxième, dont font état les manuels. Dans, *Easier Births Using Reflexology*, étude qu'elle publia en 1989, Gabriella Bering Liisberg affirme que 90 % des femmes ayant opté pour la réflexologie comme substitut des antalgiques ou des médicaments pour déclencher et accélérer le travail déclarent qu'elle avait atténué leurs douleurs.

Les femmes enceintes ayant suivi un traitement réflexologique comportant dix séances avant le travail en recueillaient des bienfaits qu'elles jugeaient manifestes.

Que vous souhaitiez recourir aux méthodes d'accouchement sans douleur, ou que vous désiriez simplement réduire l'intensité des symptômes et désagréments accompagnant la grossesse et le travail, comme l'œdème et les douleurs lombaires, qui rendent parfois ces 40 semaines très inconfortables, reportez-vous à la fin du livre (*voir pages 120-121 et 130-153*).

AU TRAVAIL

Sue, notre cliente, envisageait de renoncer à sa profession d'enseignante en raison de douleurs aux pieds qui l'empêchaient de rester debout toute la journée face à sa classe. Cependant, après avoir pris connaissance des techniques réflexologiques destinées à briser les structurations stressantes, elle inventa sa manière à elle de résoudre son problème : plusieurs fois par jour, elle marchait nu-pieds sur les baguettes cylindriques utilisées par ses élèves pendant le cours de musique.

La réflexologie se révèle particulièrement efficace chez ceux — enseignants, infirmières, coiffeurs, et serveurs — exerçant une profession les obligeant à piétiner ou marcher longtemps, car elle leur offre la possibilité d'interrompre le stress lié à la station debout et au surmenage d'une partie du corps en leur ménageant une pause. Elle contribue également à la mise en place de nouvelles structurations dynamiques corporelles, ainsi qu'à une détente plus grande. Rappelons-nous ce qu'écrivait Hans Selye : ce n'est pas le stress seul qui pose un problème, mais sa prolongation.

Pour les mêmes raisons, ceux qui travaillent de longues heures devant leur clavier emploient souvent la réflexologie des mains pour remédier aux symptômes engendrés par le surmenage de celles-ci. Essayez donc les techniques autothérapiques développées pour pieds et mains, destinées aux employés de bureau, utilisables "dans la foulée" (*voir pages 124-129*).

EN CAS DE TROUBLES PSYCHIQUES

Dans un centre d'accueil pour sujets souffrant de ces affections, un réflexologue et un consultant se sont occupés, de 1996 à 1997, de 74 personnes, dont 49 bénéficièrent de séances réflexologiques et 25 d'entretiens. Deux exceptées, 47 déclarèrent être plus détendues et beaucoup moins anxieuses. L'évacuation des tensions engendrée par le dialogue entraîna une relaxation débouchant sur un soulagement des maux de tête et un meilleur sommeil. Ces études soulignent l'importance du rôle que la réflexologie et les autres thérapies complémentaires caractérisées par un contact personnel et une écoute peuvent jouer dans le traitement des troubles psychiques. Le fait que les participants acquièrent une conscience accrue des effets produits par les tensions et découvrirent une plus grande aptitude à modifier leur situation revêt une importance particulière. Il en résulta une amélioration encourageante de leur profil émotionnel, surtout lorsque réflexologie et dialogue furent proposés conjointement.

Pour remplacer les sentiments de peur, d'inquiétude et de désespoir par des états émotionnels davantage marqués par l'optimisme, et plus gratifiants, peut-être préférerez-vous des séances régulières impliquant la manipulation des pieds et des mains (*voir pages 68-117*) par autrui, ou l'autothérapie (*voir pages 124-129*).

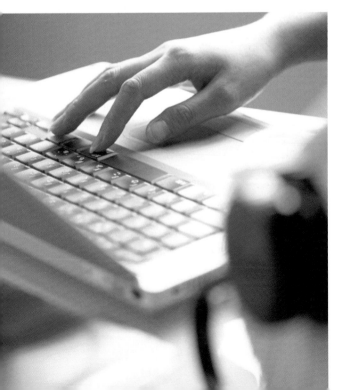

Les tâches répétitives, telle la frappe sur un clavier, ou celles exigeant la station debout prolongée, induisent des structurations dynamiques stressantes. Or, la réflexologie, en interrompant ce processus, évacue les tensions associées.

OÙ EN EST LA RECHERCHE ?

Durant les 60 années que couvre l'histoire moderne de la réflexologie, ses praticiens en ont rapporté les réussites. Aujourd'hui, la recherche clinique rattrape son retard, débouchant sur des études qui démontrent l'efficacité de cette discipline, notamment l'accélération du rétablissement post-opératoire ou l'atténuation des symptômes accompagnant les cardiopathies ischémiques.

Les recherches récentes ont prouvé que la réflexologie aide efficacement l'organisme à retrouver son équilibre naturel. Deux études, l'une autrichienne de 1999, l'autre chinoise de 1994 démontrèrent respectivement que les fonctions rénale et intestinale des sujets en bénéficiant s'améliorent. Par ailleurs, en 1996, trois essais cliniques chinois relataient les faits suivants : les accouchements sont plus aisés et la montée de lait plus rapide ; la psycho-motricité s'améliore chez les enfants atteints d'infirmité motrice cérébrale, de même que les malades voient leurs taux de radicaux libres diminuer.

QUELQUES EXEMPLES PRÉCIS

En 1998, une étude chinoise révéla que chez les patients sur lesquels on pratiquait la réflexologie des pieds, les signes de gêne respiratoire, de cardiopathie ischémique, d'angor dispersé et d'hypertension artérielle disparaissent. Selon une autre étude chinoise de 1996, grâce à ces manipulations, les malades atteints de lithiase rénale éliminent plus facilement — et, d'après un essai clinique danois de 1993, en souffrant beaucoup moins — leurs calculs. Une étude suisse menée en 1994 rapporte qu'après une intervention chirurgicale, certains patients recevant un traitement réflexologique présentaient des signes de fonctions rénales et d'activités intestinales améliorées accompagnés d'un moindre besoin médicamenteux par rapport à un groupe témoin, comme ce fut le cas lors d'accouchements se déroulant "sous réflexologie" pour calmer les douleurs. Les recherches menées sur des pathologies spécifiques, dont la sinusite (EU, 2000), les maux de tête (Danemark, 1997), les douleurs dentaires (Chine, 1994), le syndrome prémenstruel (*Obstetrics and Gynecology*, 1993), l'aménorrhée (Chine, 1996), les troubles sexuels masculins (Chine, 1996), l'hyperlipidémie (taux excessif de graisses dans le sang) (Chine, 1996), la constipation (Chine, 1994), et la sclérose en plaques] GB, 1997), objectivèrent une nette amélioration chez les sujets bénéficiant d'un traitement réflexologique.

Une étude suisse menée en 1994 rapporte qu'après une intervention chirurgicale, certains patients recevant un traitement réflexologique du pied avaient moins besoin de médicaments.

UNE ALTERNATIVE PLUS SÛRE ?

Différentes recherches conduites en Chine de 1993 à 1998 prouveraient que la réflexologie est plus sûre que le traitement médical classique dans la sédation des symptômes propres à certaines pathologies comme la rétention urinaire post-opératoire, les dyspepsies, la névrodermite circonscrite, les leucopénies (formules leucocytaires trop basses) et la cardiopathie ischémique. Selon d'autres essais cliniques chinois menés durant la même période, l'association de cette discipline à l'allopathie augmenterait l'efficacité des médicaments indiqués dans le diabète, les infections rénales et la pneumonie infantile.

Mais, en conclusion, l'essentiel est que la réflexologie peut améliorer considérablement la qualité de vie. En 1995, une étude britannique signalait, à propos de la maladie d'Alzheimer, que les malades sous traitement réflexologique s'agitent et fuguent moins, de même qu'ils souffrent moins de raideur et d'arthrite. En 1997, les travaux de Peta Trousdale et Andrea Uphoff-Chmielnik concluent à des résultats convaincants chez les sujets présentant des troubles psychiques : détente plus grande, anxiété moindre, sédation des céphalées et meilleurs rythmes de sommeil. Souvent, chez eux, la crainte, l'inquiétude et le désespoir faisaient place à l'optimisme et à la satisfaction.

RÉFLEXOLOGIE ET ALLOPATHIE

Récemment, certains praticiens de la médecine classique ont accueilli la réflexologie comme adjuvant des traitements qu'ils prescrivent. De plus en plus, obstétriciens et sages-femmes la considèrent comme un moyen sûr, naturel et non-invasif d'aider les femmes durant le travail. À l'hôpital, les médecins peuvent l'employer pour accélérer le rétablissement après une intervention chirurgicale, mais aussi dans les soins intensifs et palliatifs.

OBSTÉTRIQUE ET GYNÉCOLOGIE

Dans les services de gynécologie et d'obstétrique, infirmières et sages-femmes ont intégré cette discipline pour calmer les douleurs du travail et limiter les complications. On peut en effet s'en servir pour déclencher ce dernier — ces spécialistes estiment qu'elle peut être plus efficace que la rupture provoquée de la poche des eaux — ainsi que pour augmenter l'intensité des contractions. De même, on peut l'utiliser pour ralentir ces dernières quand elles sont trop douloureuses, ou les moduler lorsqu'elles sont peu fréquentes. Certains praticiens affirment qu'elle réduit la durée du travail ou offre aux mamans un repos bienvenu, voire même les fait dormir entre les contractions pendant un accouchement long. Au moment de la délivrance, elle facilite l'expulsion du placenta, de même qu'elle limite la rétention urinaire qui peut s'ensuivre. Ces résultats proviennent du Service réflexologique dépendant de la maternité de l'hôpital de Dublin, en Irlande, fondé en 1995 à la demande des médecins, patientes et sages-femmes. Il fait état des énormes avantages dont elle fait bénéficier les femmes : traitement de la dépression précédant l'accouchement ou lui succédant, de l'endométriose et du syndrome prémenstruel.

LA RÉFLEXOLOGIE À L'HÔPITAL

Son emploi ne se limite pas à la gynécologie et à l'obstétrique. Les programmes de plusieurs services chirurgicaux de l'Université de Columbia, à New York, comportent son enseignement, car elle constitue une thérapie idéale qu'il convient de pratiquer dans les unités de soins intensifs, ou immédiatement après une chirurgie, étant donné que ses techniques, appliquées notamment sur les pieds, évitent d'intervenir sur les zones corporelles sensibilisées.

Elle joue également un rôle important dans l'Unité de soins cardiologiques adjuvants du Columbia-Presbyterian Medical Center, à New York. Là, médecine classique et thérapies complémentaires œuvrent conjointement à la demande des malades, nombre de ces derniers en ayant auparavant bénéficié. Massage et réflexologie, par exemple, sont répandus parmi les patients participant au programme thérapeutique : presque 60 % d'entre eux y ont recours, sur les 1 400 cardiaques soignés chaque année dans ce centre.

SOINS COMPLÉMENTAIRES AUX MALADES

Dans certains établissements de soins américains, des cours de réflexologie sont proposés aux malades pour qu'ils pratiquent l'autothérapie pouvant atténuer

---

LA RÉFLEXOLOGIE EN MÉDECINE

Hôpitaux et autres structures médicalisées déclarent faire appel à la réflexologie dans les domaines suivants :

Obstétrique et gynécologie, notamment pendant les accouchements et leurs complications

Soins post-opératoires

Soins complémentaires aux malades

Soins palliatifs destinés aux cancéreux

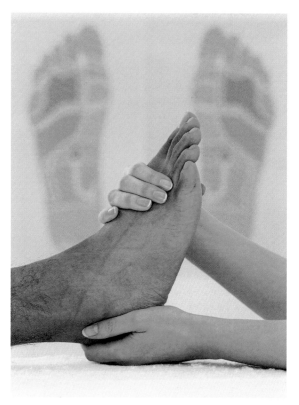

Les manipulations réflexologiques sont de plus en plus intégrées aux programmes thérapeutiques de plusieurs hôpitaux (soins palliatifs et traitements post-opératoires).

SOINS PALLIATIFS

Le rôle de la réflexologie ne cesse de grandir en ce domaine : elle est pratiquée dans les centres spécialisés en thérapies complémentaires dépendant d'unités de cancérologie. De plus des groupes de soutien aux cancéreux — composés de parents et de bénévoles soucieux d'exprimer leur affection et leur altruisme — proposent séances de réflexologie, informations et références de réflexologues, cette discipline n'étant pas réservée au personnel médical.

Dans certains endroits, on propose des services réflexologiques aux personnes en phase terminale, afin de respecter leurs dignité, choix et maîtrise individuelle dans le cadre familial. Là, l'objectif des manipulations est d'améliorer leur qualité de vie en mettant à leur disposition les moyens pratiques de composer avec une pathologie au pronostic fatal, cela dans des conditions ménageant leur confort — ainsi que celui de la personne s'occupant d'eux — tout en améliorant leur bien-être physique, émotionnel et spirituel par la sédation privilégiée de la douleur et la réduction de l'anxiété.

L'American Cancer Society Journal a constaté qu'un tiers des malades cancéreux avaient recours à la réflexologie comme alternative à l'approche médicale.

leurs maux, notamment en cas d'incontinence. Certains médecins s'intéressent au soutien émotionnel et préventif potentiel qu'offre l'autothérapie. C'est le cas du Dr Mehmet Oz, co-fondateur de l'Unité secondaire de soins cardiologiques du Centre médical du Columbia-Presbyterian medical Center de New York, soucieux d'apprendre comment les thérapies telles que la réflexologie peuvent contribuer à réduire, chez les malades, l'impact post-opératoire engendrant états dépressifs, anxiété, douleur et infection, qui déclare : "... en tant que cliniciens allopathes, nous avons conscience que les soins palliatifs et / ou préventifs abordant le domaine émotionnel, réclamés par les patients, sont des sphères auxquelles les chirurgiens sont mal formés."

L'ÉPREUVE DES FAITS

L'univers réflexologique fourmille d'anecdotes que racontent praticiens et patients. Elles témoignent de la bonne volonté que mettent ces derniers à participer au processus de guérison, facteur essentiel dans l'efficacité des thérapies alternatives.

Ces récits illustrent les bienfaits inhérents à la réflexologie et, surtout, sa capacité de déclencher une réaction de détente physique et psychique d'une manière naturelle, sans recours aux médicaments, et de provoquer la libération d'endorphines — substances antalgiques — ce qui est probablement le meilleur moyen d'évacuer le stress. Elle aide nos clients à survivre aux exigences des activités professionnelles, sportives et vies familiales génératrices de fortes tensions.

Elle est également fort appréciée des patients et praticiens car elle permet à l'organisme de réagir à des perturbations — physiques, psychiques et émotionnelles — spécifiques pour se rééquilibrer, et prévient l'apparition ou l'aggravation de pathologies. Il est démontré que certaines techniques réflexologiques limitent le recours aux médicaments ou potentialisent leur action pour plus d'efficacité. Elle donne la possibilité d'interagir avec l'organisme, induisant ainsi le sentiment de pouvoir en acquérir la maîtrise, et par là d'influencer de manière positive notre état de santé, facteur émotionnel porteur d'optimisme.

En pratique, maints récits font l'éloge de la réflexologie ; en effet, elle accélère le rétablissement après les traumatismes générateurs de séquelles douloureuses, en particulier des mains et des pieds, aidant même le corps à se remettre de blessures anciennes. Par le soulagement qu'elle apporte aux mains et pieds surmenés, elle prévient la survenue de certaines lésions tout en entretenant habileté et mobilité manuelles jusqu'à un âge avancé.

Études de cas

La réaction de détente

Il n'est pas rare que nos clients s'endorment durant une séance de réflexologie. Certains s'en remettent à elle pour l'effet relaxant — difficile à mesurer — qu'elle a sur tout le corps. Un sujet va jusqu'à déclarer qu'elle "lui sauve la vie" ; il accueille avec enthousiasme sa pause réflexologique quotidienne qui lui offre l'occasion de se reposer et se redynamiser au cours d'une journée stressante.

En entrant dans le cabinet, elle dit : "Mais quel est ce bruit ?". Kevin lui répond : "C'est votre mari". Celui-ci, éminent juriste, s'était endormi pendant la séance et ronflait bruyamment.

Réparation post-traumatique

40 ans s'étaient écoulés depuis que l'entraîneur du lycée avait renvoyé notre client poursuivre la partie malgré ce qui s'avéra être une fracture du calcanéum. Il s'en ressentait encore à l'occasion de ses voyages d'affaires, dans la précipitation des aéroports ou lorsqu'il faisait une partie de tennis pendant ses loisirs. "Quand je vois mon médecin, il me prescrit des médicaments", nous dit-il, et il ajoute : "Quand je viens chez vous, réflexologues, je me sens mieux."

Remédiez aux pathologies courantes

Troubles sinusaux et céphalées de la sinusite aiguë avaient rendu la vie pénible à Bob, notre client. Médicaments et autres thérapies alternatives n'agissaient pas. Nous lui avons enseigné une technique simple (*voir page 50*) faisant appel à une balle de golf, qui lui permit de se traiter efficacement. Un de ses collègues de travail souffrait du même mal. Alors, fatigué de l'entendre se plaindre, il lui offrit une balle de golf et, à son tour, lui apprit à s'en servir. Ainsi la réflexologie vint-elle à bout des maux de notre client, et cela de manière non-invasive, et donna à d'autres la possibilité de se traiter avec succès.

Grâce à la réflexologie, Bob maîtrisa non seulement son état de santé, mais aida autrui à le faire.

S'affranchir des médicaments

Son asthme et les efforts qu'elle faisait pour respirer réveillaient en pleine nuit, Susan, notre cliente, car, à cette heure, le médicament qui lui avait été prescrit ne faisait plus d'effet. Nous lui avons enseigné une technique lui permettant de se traiter elle-même en l'appliquant à la zone réflexogène correspondant aux surrénales. Elle nous rapporta, qu'après avoir employé ce procédé, elle respirait à nouveau librement.

Rajeunissement des mains et pieds

Son activité dans la restauration obligeait Sharon, notre cliente, à rester debout et à piétiner des heures durant. Très fatigués, ses mains et pieds prélevaient leur dû sous forme de céphalées, dorsalgies et fatigue générale. Elle sentait que son état de santé se détériorait. Aujourd'hui, soulagée par les séances de réflexologie, elle lui voue un véritable culte.

Sharon, comme beaucoup d'autres, a étendu la pratique réflexologique à toute sa famille : les troubles oculaires de sa mère, le traumatisme cranio-cervical ("coup du lapin") de sa fille, et la fatigue d'une autre de ses filles, tous ont été traités par la réflexologie.

Des résultats immédiats

Notre cliente, charmante épouse d'un pasteur, ayant mangé chez un paroissien une nourriture qu'elle savait avoir du mal à digérer, parce qu'elle lui occasionnait de fortes gastralgies, partit pour l'hôpital suite à un épisode plus douloureux que les autres. En chemin, elle appliqua une technique réflexologique destinée aux mains que nous lui avions apprise. Voyant qu'elle s'était efficacement traitée elle-même, le chauffeur fit demi-tour.

La cliente déclara apprécier non seulement d'être soulagée de ses douleurs gastriques, mais également de ne pas devoir se rendre à l'hôpital.

VISITE À UN RÉFLEXOLOGUE

Cette consultation ressemble beaucoup à celle de n'importe quel professionnel de santé. Attendez-vous à constater le même environnement – cabinet propre, bien éclairé et accueillant – et le même comportement que chez un médecin ou un dentiste. Vous vous assoirez dans un fauteuil à dossier fortement incliné ou vous allongerez sur une table de massage; vos genoux doivent être soutenus pendant la séance. Il vous demandera d'ôter vos chaussures, chaussettes ou collant; certaines femmes sont plus à l'aise si elles portent un pantalon, d'autres préfèrent qu'une serviette couvre leurs jambes nues.

En général, une séance de réflexologie dure de 30 à 45 minutes, parfois une heure. Un réflexologue compétent doit systématiquement mettre en œuvre les techniques sur chaque pied. Ensuite, il doit les appliquer à d'autres zones sur lesquelles il est nécessaire d'insister, avant de passer à ce que nous appelons les "régals" des pieds et mains.

Leur application ne doit engendrer aucune gêne. Cela veut dire qu'elle doit être perçue comme "un mal

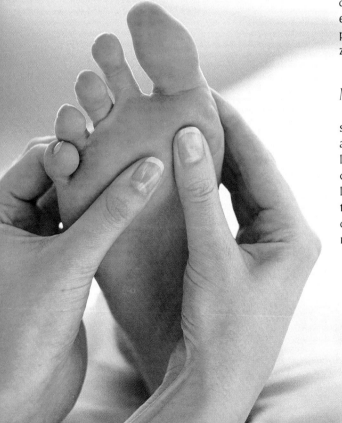

pour un bien" si une légère douleur se manifeste ; en tout cas, elle ne doit inspirer aucune inquiétude. Si toutefois vous en ressentez une, demandez qu'on exerce une pression moins forte, souhait qui doit être respecté.

Un réflexologue professionnel doit effectuer les manipulations adaptées avec l'intensité requise, afin d'induire une sensation de détente. Il doit également être à l'écoute de vos commentaires durant le déroulement de la séance, notamment lors du test des différentes zones réflexogènes. N'hésitez pas à lui parler de vos problèmes et veillez à l'informer de vos attirances et aversions, celles-ci lui étant utiles. Il doit noter, en perspective des séances futures, vos "régals" préférés, les zones traitées et celles que vous avez jugées "sensibles".

MASSAGE OU RÉFLEXOLOGIE?

Beaucoup considèrent la réflexologie comme une science, mais sa pratique s'assimile, pour une part, à un art. S'il existe des normes quant à sa pratique, l'application des techniques — surtout en ce qui concerne la pression exercée — varie d'un praticien à l'autre et dépend de l'école où il a été formé. Certains tolèrent l'emploi de crèmes, lotions et huiles, mais d'autres affirment qu'il s'agit là de massages du pied et non de réflexologie.

Questions à poser

Lorsque vous optez pour une séance de réflexologie, restez conscient de vos goûts personnels et des raisons qui vous poussent à consulter un réflexologue. Que ce soit des pieds surmenés, vous détendre, résoudre un problème de santé ou pour tout autre motif, faites-lui part de votre intérêt pour cette thérapie en lui posant les questions qui vous garantiront un traitement adéquat. Il convient donc de songer à l'opportunité de certaines, dont les suivantes :

Questions à vous poser :

Quelle impression ai-je après une séance ?

Après une première séance de réflexologie, avez-vous le sentiment que vos pieds ou mains ont été intégralement manipulés, que vos questions ont reçu des réponses exhaustives, et que vous avez été réellement traité avec compétence professionnelle ? En fait, essayez d'apprécier si vous "en avez eu pour votre argent".

Quelle sensation ai-je éprouvé ?

Après une séance, vous devez être détendu. Certains en ont la sensation immédiate au niveau des pieds. Ce qu'ils disent le prouvent : "J'ai les pieds plus légers", ou "J'ai l'impression de marcher sur des nuages".

Questions au réflexologue :

Quelle formation avez-vous reçue, et quelle est votre expérience ?

Souvent, la personne ayant suivi les cours durant 50 heures et ayant exercé au moins un an, répond aux critères de formation et d'expérience. Toutefois, sachez que le temps passant, les normes ont évolué : il y a dix ans, on considérait qu'un week-end de formation était suffisant pour pratiquer. Or, si dix ans d'expérience consécutifs à un week-end de formation attestent une compétence certaine, il n'en est pas de même du praticien ayant suivi uniquement 50 heures de cours, et à qui il manque ces dix années de pratique... Aussi, vérifiez que le réflexologue pressenti possède bien les certificats de compétences requis et est membre d'une société de réflexologie reconnue.

Proposez-vous autre chose ou vendez-vous des produits ?

Sachez que quiconque a étendu son activité à la vente de produits et propose d'autres thérapies alternatives risque de ne pas avoir l'expérience pratique d'une personne exerçant exclusivement la réflexologie.

Quel type de soins proposez-vous ?

Demandez-lui de vous indiquer la nature précise des soins qu'il prodigue, notamment s'il manipule surtout les mains ou les pieds. Selon votre activité professionnelle et votre mode de vie, vous préférerez peut-être la manipulation des mains à celles des pieds. Que cette personne propose des séances comportant l'emploi de crèmes, huiles ou lotions pose la question suivante : exerce-t-elle la réflexologie ou le massage ? Vous devez vous assurer que la réponse correspond à ce qui vous convient, en particulier quant à l'efficacité.

Combien de séances sont nécessaires avant la manifestation des résultats ?

Les premiers résultats apparaissent après deux ou trois séances (ex. : plus grande détente, problème de santé en voie de résolution). Méfiez-vous de tout praticien qui essaierait de vous faire suivre un traitement réflexologique prolongé... Cependant, rappelez-vous que plus une pathologie est ancienne, plus l'amélioration met de temps à se manifester.

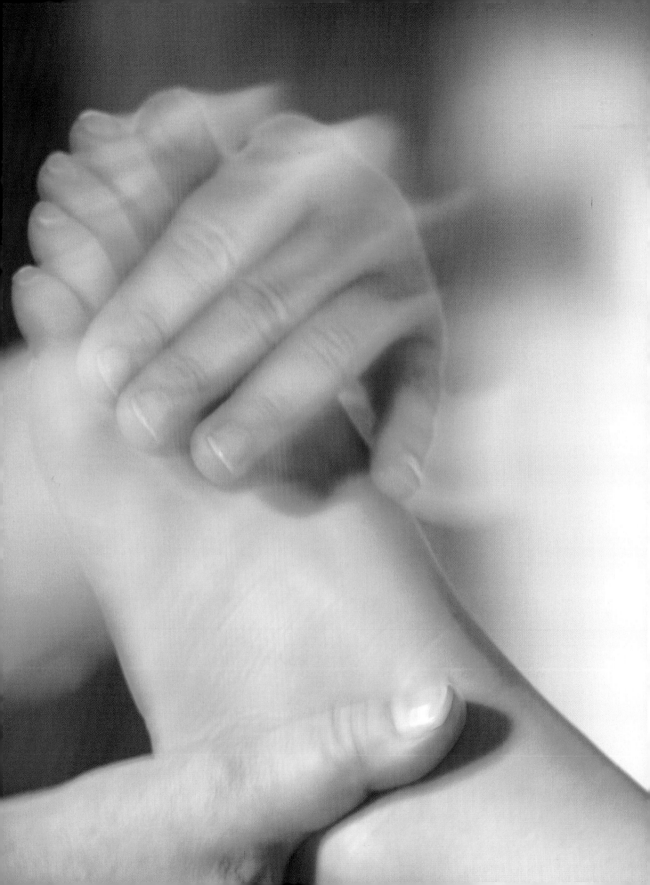

SOINS DES MAINS ET DES PIEDS

Étant donné toutes les contraintes auxquelles mains et pieds sont soumis quotidiennement, il ne faut pas s'étonner que les séances régulières de réflexologie soient pour eux un régal aussi salutaire. Les conseils formulés dans ce chapitre vous guideront dans l'emploi des outils permettant de les détendre, la manière de rompre avec les "structurations stressantes" potentiellement nuisibles liées au caractère répétitif d'activités journalières telles que la marche et la frappe sur clavier, et vous expliqueront quel type de chaussures vous devez – ou ne devez jamais – porter.

ANATOMIE DES PIEDS ET DES MAINS

L'être humain est la seule créature terrestre qui, dressée, marche sur deux jambes, et chez laquelle, à chaque pas, un pied supporte deux fois et demie le poids du corps. Pour s'adapter à cette contrainte mécanique, l'anatomie du pied a évolué pour aboutir à un ensemble complexe formé de 26 os, de muscles, de ligaments et de nerfs.

Nous connaissons mieux l'anatomie des pieds qui nous font souffrir que celle de ceux qui accomplissent correctement leur tâche. Mais, parce qu'ils sont l'interface corps-sol majeure, chacun de leurs éléments joue un rôle important, que nous marchions, courions ou nous tenions simplement debout.

En station debout, la pointe du pied et le talon forment un socle stable qui supporte le poids du corps. Quand nous marchons ou courons, le talon reçoit le choc initial. Puis le pied se déroule vers l'avant, aidé par la voûte plantaire longitudinale, tandis que le tendon d'Achille, à la base du mollet, se raccourcit pour soulever le talon. Le poids du corps se porte alors sur la pointe du pied, constituée par la voûte plantaire métatarsienne qui occupe, horizontalement, la largeur du pied, et qui lui permet de rouler vers l'intérieur et/ou vers l'extérieur afin de s'adapter à la configuration du sol. À la fin d'un pas, les orteils propulsent le pied, et donc le corps, en avant, à la faveur d'une poussée oblique s'exerçant de bas en haut.

Les énormes contraintes — dont nous sommes inconscients — subies quotidiennement par les pieds sont aggravées par les chaussures, les surfaces planes, les traumatismes, mais aussi, et notablement, par les "caractères héréditaires" de ces extrémités. Ainsi, un deuxième orteil plus long que son "gros" voisin ne présente aucun inconvénient chez celui qui vit pieds nus. Mais, prisonnier de chaussures et confronté aux surfaces modernes, planes et dures, il entraîne une crispation du pied en son centre, d'où l'inaptitude à l'amortissement du choc occasionné par chaque pas. Résultat : surmenage du pied, qui est sous tension permanente.

La voûte plantaire est également influencée par des facteurs héréditaires. Hautes et basses ("pieds plats"),

ces zones sont les deux extrémités d'une "fourchette" à l'intérieur de laquelle, plus un écart est grand par rapport à la "normale", moins le pied fonctionne correctement. Cette carence entraîne douleur et déformation, comme c'est le cas dans la rétraction en griffe des orteils en marteau et l'aponévrosite plantaire, inflammation localisée du tissu conjonctif. La tendance aux mains arthritiques et à la formation de durillons sur les pieds sont aussi héréditaires, cette dernière s'accompagnant de cors, douleurs, mais également de difficultés à la marche... et dans la recherche de chaussures adaptées.

86 % de la population mondiale souffrent des pieds à un moment ou à un autre.

LES MAINS

Destinées à accomplir une grande variété de tâches complexes et précises, les mains — et les poignets — systèmes élaborés comprenant muscles, tendons, nerfs et 26 os, peuvent devenir aussi douloureuses que les pieds. Le pouce opposable, que l'espèce humaine a développé, permet la préhension, mais la répétition de ce mouvement peut l'endolorir. Parmi les autres pathologies douloureuses de la main, citons le syndrome du canal carpien, dans lequel l'inflammation tissulaire du poignet provoque un pincement du nerf empruntant cette voie. En raison de leur emploi permanent et de leur sensibilité aux blessures, ces extrémités exigent soins et attentions. Comme les pieds, elles sont riches en terminaisons nerveuses sensitives et très réceptives à la réflexologie.

Os des pieds et mains

Ils traduisent leurs différentes fonctions. Les phalanges des orteils, par exemple, sont plus courtes que celles des doigts, car les orteils ne servent qu'à l'équilibre et à se hisser sur la pointe des pieds, alors que les doigts servent à la préhension. La structure osseuse complexe d'un pied est suffisamment résistante pour supporter le poids du corps, quoique également assez légère pour faciliter les mouvements. Les petits os carpiens du poignet et les métacarpiens des doigts agissent de concert, tel un système de leviers perfectionné, le pouce opposable permettant la préhension.

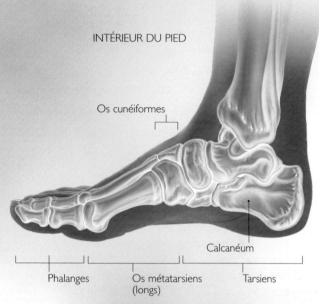

INTÉRIEUR DU PIED

Os cunéiformes

Calcanéum

Phalanges

Os métatarsiens (longs)

Tarsiens

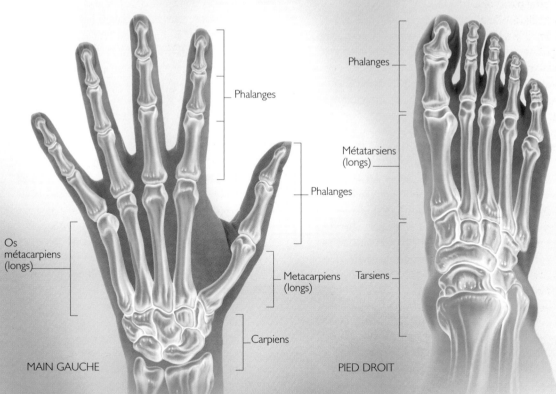

Phalanges

Os métacarpiens (longs)

Phalanges

Metacarpiens (longs)

Carpiens

MAIN GAUCHE

Phalanges

Métatarsiens (longs)

Tarsiens

PIED DROIT

PIEDS ET MAINS :
À BON ENTENDEUR...

Le monde n'est pas plat, mais les pieds des citadins ne le savent pas. Les chaussées pavées ont été remplacées par d'autres en béton, mais cette modernisation a entraîné la disparition du relief et de la variété des sols auxquels nos pieds étaient habitués, ce qui les oblige chaque jour à se mouvoir de la même façon. Ce stress répété les expose aux traumatismes, aussi est-ce en conjuguant les conseils suivants (qui concernent autant les mains que les pieds) et les techniques réflexologiques correctement appliquées que vous éviterez les problèmes.

Le pied s'adapte remarquablement à un ensemble d'exigences précises, telle la marche sur sols plans. Toutefois, si elles ne varient pas suffisamment souvent, cette extrémité, et donc le reste du corps, en paient le prix. Comme c'est le cas pour toute forme d'activité physique, la sollicitation insuffisante des pieds entraîne une sorte de fonte musculaire génératrice de pathologies complexes, quoique passant souvent inaperçues. Ils s'adaptent aussi aux contraintes excessives en reportant la fonction d'éléments anatomiques sur d'autres, inadaptés à cette tâche, ce qui induit une dynamique répétitive incorrecte à l'origine de déplacements pondéraux générateurs de tensions et contractions musculaires.

COMMENT SOIGNER VOS PIEDS...

La santé du pied s'améliore simplement par la marche, la course et la station debout sur des sols divers, ce qui active différents barorécepteurs et lui permet d'exécuter tous les mouvements pour lesquels il est conçu. Ainsi, marcher sur les sols des "sentiers de santé" (*voir pages 46-49*) stimule les barorécepteurs peu sollicités et rompt les structurations stressantes installées en associant les bienfaits de la pesanteur à la diversité du relief qui fait travailler muscles, tendons, os et récepteurs sensibles à la pression.

Le pied réagit aux différentes configurations de terrain grâce aux quatre directions de base dans lesquelles il se meut, dont la plus fréquente correspond au mouvement talon-orteils exécuté à chaque pas, deux autres répondant aux nécessités de ses déplacements vers l'intérieur et l'extérieur. Les sols sur lesquels nous marchons jouent également un rôle majeur dans l'amortissement des chocs ; s'ils ne cèdent pas sous le pied, le corps les encaisse en totalité. Leur dureté détermine la force de l'impact : le béton, l'asphalte et le plancher absorbent mal l'énergie cinétique, alors que les surfaces molles, comme l'herbe et le sable, le font bien. La vie serait belle si elle s'identifiait à une "marche sur la plage", mais aujourd'hui, les marcheurs n'ont la plupart du temps à leur disposition que des sols fermes, hostiles aux pieds. Grâce aux sentiers de santé, la réflexologie nous donne l'occasion de pallier les lacunes de notre environnement et de nous détendre.

... ET VOS MAINS

Nous ne devons pas faire l'impasse sur elles. Le simple fait d'exercer sur nos doigts une légère traction leur offre des mini-vacances au cours d'une journée faite de crispations provoquées notamment par la frappe sur un clavier. Leur torsion nous donne l'occasion de les mouvoir de manière aléatoire dans toutes les directions. Reportez-vous aux exercices pour les mains, analogues à ceux proposés pour les pieds (*voir pages 54-55*).

CHOISIR SES CHAUSSURES

C'est sur les surfaces naturelles que le pied nu "fonctionne" le mieux. Les chercheurs ont constaté que marcher ainsi sur du béton est loin d'être l'idéal, car le

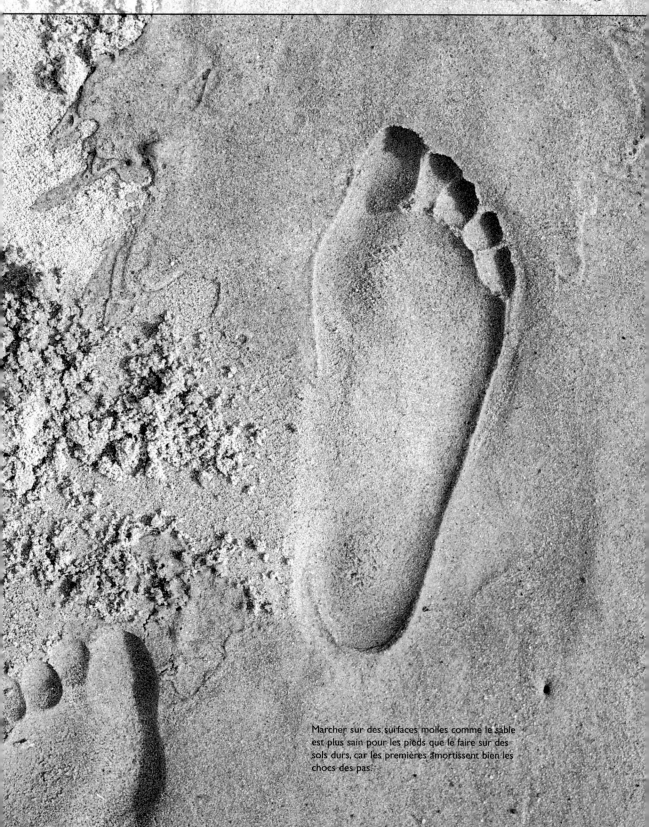

Marcher sur des surfaces molles comme le sable est plus sain pour les pieds que le faire sur des sols durs, car les premières amortissent bien les chocs des pas.

seul rembourrage du talon n'amortit pas suffisamment les chocs. Les chaussures adaptées ont donc un impact énorme sur le bien-être de nos pieds comme sur le reste de notre corps. Si vous suivez les conseils ci-dessous, la recherche de celles vous convenant deviendra une seconde nature. Dans le doute, rappelez-vous cette maxime : n'achetez ni ne portez de chaussures qui vous blessent.

Pointure : vous pensez peut-être connaître la vôtre, mais souvenez-vous que celle d'un pied adulte change, notamment chez les femmes pendant la grossesse, et que celle d'un pied d'enfant se modifie 26 fois ! Quand vous achetez des chaussures, faites vérifier la vôtre ; vous constaterez, comme beaucoup de gens, que vous avez un pied plus grand que l'autre, alors, optez pour la pointure supérieure. De plus, faites les magasins à la fin d'un après-midi de courses, vos pieds seront probablement gonflés.

Confort : n'achetez pas des chaussures uniquement pour leur élégance, mais seulement après en avoir apprécié leur confort. Mal conçues, elles peuvent être à la mode, mais si elles vous blessent, tout votre corps en subit les conséquences. Les hauts talons déplacent votre poids vers l'avant, soumettant les pieds à une forte contrainte en raison de leur position instable. Quant aux chaussures pointues, elles ne permettent pas aux orteils de jouer leur rôle dans la marche, tout comme celles dont le talon n'offre pas une surface suffisante pour conserver l'équilibre. Les chaussures à semelles compensées peuvent provoquer des entorses, et celles destinées au sport, malgré leur haute technologie, s'usent vite. Toutes celles qui précèdent peuvent avoir de l'allure, mais aussi léser gravement les pieds. Rappelez-vous aussi que, même bien conçues, elles risquent de devenir dangereuses quand elles vieillissent, donc, telle paire "qui n'en peut plus", mais qui a votre préférence, ne doit plus être portée.

Pieds nus

Socle du corps, les pieds le maintiennent droit et en équilibre. Dans la marche et la course, ils le propulsent également. Ils amortissent les chocs dus aux déplacements et répartissent uniformément le poids du corps sur le sol. Marcher nu-pieds est excellent sur les surfaces molles, mais fâcheux sur celles qui sont dures.

Sandales

Elles ne présentent pas le caractère restrictif et souvent douloureux des bouts durs. Il faut noter que, malgré leur confort, toutes n'offrent pas le maintien nécessaire à la marche sur sol dur, sur de longues distances, ou à la course.

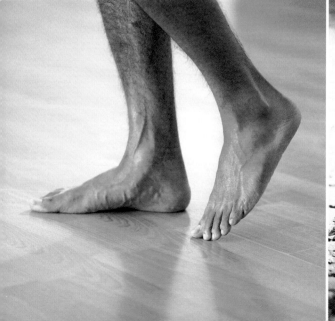
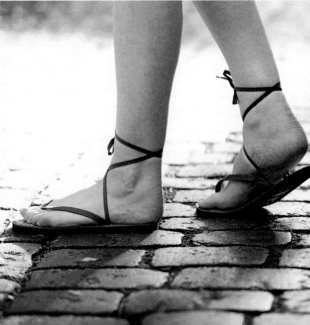

Chaussettes / collants : quand vous allez acheter des chaussures, portez le type de celles ou ceux dont vous avez l'habitude. Vos orteils doivent pouvoir reposer à plat et remuer à l'aise.

Forme : elle doit épouser celle de vos pieds. Si orteils et métatarsiens (os "longs") — indispensables au mouvement — sont serrés, l'effort est supporté par le petit orteil et l'extérieur du pied, non par le gros orteil et l'intérieur du pied. Si les muscles manquent de tonus, les métatarsiens finissent par fournir l'essentiel de l'effort, et non les orteils. Dans ce cas — grave — ces derniers se recroquevillent, vous obligeant à porter des chaussures à bouts carrés. Si vous avez la pointe du pied large, elles doivent l'épouser. Si vous avez le pied ou le talon étroit, agissez de même. Si votre voûte plantaire est très cambrée et que votre cou-de-pied frotte contre le soufflet, envisagez des chaussures à lacets qui remédieront à cette déformation héréditaire.

Semelle : choisissez des chaussures adaptées aux sols que vous foulez le plus souvent. Une semelle souple est préférable dans la plupart des cas, car elle amortit certains des chocs engendrés par les surfaces dures. Toutefois, les chercheurs de la société Nike ont recueilli des données démontrant que les semelles fermes conviennent mieux dans ce cas. En effet, l'effort fourni pour conserver l'équilibre en station debout, implique la participation permanente des muscles qui redressent le corps, surtout quand on piétine.

Chaussures de détente

Cette nouvelle génération de chaussures, récemment arrivée sur le marché, est spécialement conçue pour le piétinement au travail, le sport et les loisirs. Elles ont en commun une semelle souple, un bout dur large pour permettre l'étalement des orteils, un talon plat et des matériaux permettant la ventilation des pieds.

Hauts talons

Tout talon dépassant 5 cm déforme le corps : raccourcissement des muscles du mollet, lésions des métatarsiens, ainsi que pathologies lombaires, cervicales et des épaules. Les études prouvent que, sur une grande distance, ils exigent une plus grande dépense d'énergie. La sensation de fatigue en fin de journée peut être due au handicap qu'on s'impose en les portant.

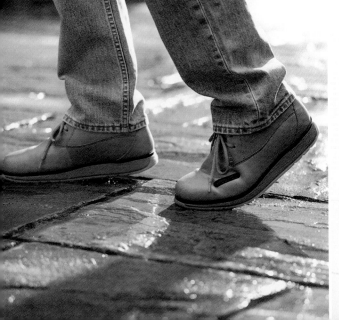
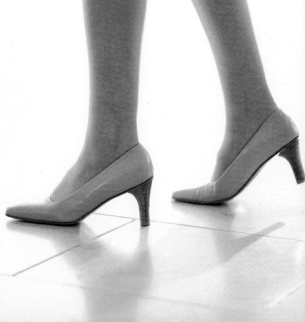

LES CHEMINS DE SANTÉ

Nous les avons surnommés "le Disneyland des pieds", car ils les font interrompre agréablement leurs tâches quotidiennes, qui les obligent à supporter journellement notre poids corporel tout en s'adaptant aux différents sols que nous foulons. Un chemin de santé transforme la banale activité qu'est la marche en un vécu sensoriel particulier qui ne repose pas uniquement nos pieds.

NOTES PRATIQUES

Pour évaluer la pression maximale adaptée à un pied, mettez un manche à balai sur le sol et, debout, tenez-vous sur lui. Si vous estimez que la pression exercée est raisonnable, essayez d'y placer les deux. Ensuite, balancez-vous latéralement, en rythme, ou faites-le aller et venir longitudinalement. Si vous ressentez une gêne, reportez-vous aux variantes page ci-contre.

Les chemins de santé, parcours comportant des éléments de formes inhabituelles, sont réalisables par le particulier ou vendus dans le commerce. Les emprunter en marchant nu-pieds stimule certaines zones auparavant peu sollicitées, interrompant ainsi le stress occasionné par les tâches répétitives, dont ils évitent la propagation au reste du corps.

Aujourd'hui, cette tradition renaît en Asie chez les personnes cherchant à améliorer leur santé. Elle se fonde sur une très ancienne pratique japonaise : les samouraïs avaient coutume, dit-on, pour acquérir force et vitalité, de couper un rondin de bambou et de marcher dessus, exercice portant le nom de *takéfumi*. Étant donné que, dans la culture japonaise, la plante des pieds — dont, selon un adage, l'endurance exprimerait la force de l'âme — est considérée comme le "deuxième cœur" de l'être humain, le vieillissement débuterait par eux.

Le premier chemin de santé moderne a été réalisé au Japon dans les années 80, par la Shiseido Cosmetics Factory, de Kakegawa. Il s'agit d'un parcours piétonnier, long de 75 mètres, de plan approximativement rectangulaire composé d'une allée cimentée encaissée recouverte de gravier de trois grosseurs différentes, engendrant un stimulus d'intensité progressivement croissante. Des ponts de petit gravier stimulent les orteils. Des pierres carrées, et d'autres, posées à plat, de même forme mais aux arêtes vives, en sollicitent fortement les zones difficilement accessibles. Le petit gravier, qui en stimule la base ou les espaces

situés entre eux, est ponctué de barres cylindriques en béton, mais aussi de pierres arrondies, efficaces pour muscler la voûte plantaire, destinées à reproduire les mouvements propres à la pratique traditionnelle du *takéfumi*.

RÉALISEZ LE VÔTRE...

Pour bénéficier de cette pratique à domicile, inspirez-vous des suggestions faites pages 48-49, que vous souhaitiez vous y livrer à l'intérieur ou dans votre jardin. Tracez une allée dont la surface est composée de divers matériaux, pour y marcher ou vous tenir debout, immobile en vous tenant une chaise, par exemple. Respectez vos goûts et, surtout, donnez à cet exercice un caractère ludique en faisant appel à votre imagination afin de maintenir votre intérêt et stimuler vos pieds de différentes façons. Maintes possibilités s'offrent à vous : manche à balai, grosses chevilles en bois, gravier concassé, galets, moellons ; bois flotté trouvé sur la plage, tronc abattu en forêt, bordure en ciment arrondie comme celle des massifs, grosse tige de bambou ou canalisation en PVC fendue en long par moitié, paillasson, sable et herbe — pour son effet apaisant. À l'extérieur, veillez à ce qu'ils soient stables en les enterrant partiellement, ou en les immobilisant. À l'intérieur, optez pour ceux de petite taille, fixes, ou placez-les dans un grand bac. À titre d'exemple, mettez des pois secs dans une caisse ou des cailloux dans une chaussette. Certaines personnes préfèrent rester sur place et fouler une surface dont la matière leur plaît,

Mode d'emploi

1 Pour travailler sans marcher, tenez-vous debout, mains posées sur le dossier d'une chaise et placez un pied sur un manche à balai.

2 Faites lentement porter votre poids sur le manche, puis faites-le rouler pour masser toute la voûte plantaire. Notez ce que vous ressentez en différentes zones, notamment celles qui vous gênent.

VARIANTES

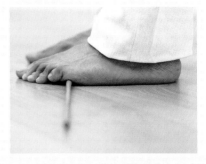

Si un manche à balai vous endolorit trop le pied, utilisez une baguette en bois, de diamètre inférieur.

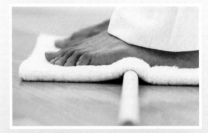

Vous pouvez aussi recouvrir le manche à balai d'une serviette de toilette avant d'y appuyer votre pied. Après quelques séances, vous pourrez la retirer.

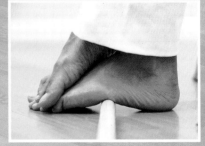

Si votre voûte plantaire est encore trop sollicitée, asseyez-vous, puis posez un pied sur l'autre et appuyez sur le manche, ce qui l'habituera à la forme arrondie. Passez progressivement à la station debout présentée en 1.

BIENFAITS

Redynamisation générale

Sommeil profond

Relaxation totale des pieds

Les muscles des pieds, des jambes, de l'abdomen et de la zone lombaire se développent

alors que d'autres apprécient une promenade, ou marcher sur une plus grande variété de sols. Cet exercice doit être quotidien et durer environ 10 minutes — c'est l'idéal — aussi optez pour la diversité et l'agrément.

Ces exercices donnent aux pieds l'occasion de découvrir des formes qui, dans un lointain passé, faisaient partie de leur vécu quotidien.

... ET COMMENCEZ

Un chemin de santé permet de pratiquer une certaine forme d'activité physique, aussi entamez-la progressivement et, au préalable, n'oubliez pas de consulter un médecin si vous souffrez d'une pathologie spécifique, telle que l'ostéoporose, ou de toute autre contre-indication. Observez l'effet que chaque matière ou élément du parcours a sur vos pieds ; notez vos réactions et, surtout, restez à l'intérieur de la plage ménageant votre confort,

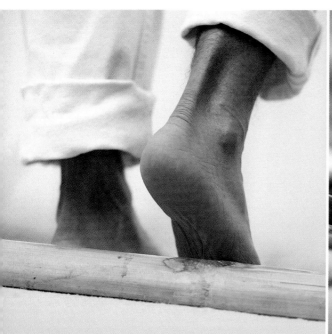

Pieds nus sur un bambou

Le *takéfumi* est une pratique japonaise traditionnelle — *také* veut dire "bambou", et *fumi*, "marcher sur". Prenez-en un morceau et coupez-le longitudinalement en deux parties égales, puis placez-en une sur le sol, côté arrondi au-dessus. Ensuite, debout, posez un pied et portez lentement votre poids dessus. Notez ce que vous ressentez, en particulier les zones douloureuses. La pression exercée sur votre pied doit être agréable, et non l'inverse. Imprimez-lui un balancement d'avant en arrière, ou faites varier le rayon du bambou — vous pouvez aussi utiliser un tuyau en PVC.

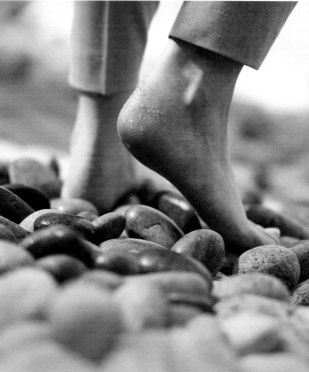

Pieds nus sur des galets

Les cailloux polis par les mouvements de l'eau sont agréables à fouler aux pieds. Faites des essais en vous en procurant un échantillonnage de différentes grosseurs ; vous constaterez votre préférence pour une certaine taille, qui peut même varier, quant à l'agrément du contact qu'elle procure, en fonction de la zone du pied concernée. Ne vous contentez pas d'exercer une pression sur une seule pierre ; tenez-vous debout ou marchez (prudemment) sur la berge caillouteuse d'une rivière pour savourer la sensation vivifiante de l'eau fraîche qui coule entre vos pieds.

sinon, vous les surmenez et vous vous exposez aux traumatismes. Après avoir foulé votre chemin, s'ils sont endoloris, réduisez la durée de votre marche ou choisissez des matériaux plus petits. Dans le cas où, après avoir obtenu des résultats positifs, vous souhaiteriez bénéficier d'une stimulation plus intense, adaptez-le en y intégrant des éléments exerçant une pression plus accentuée sur certaines zones : dalles posées à plat, mais aux arêtes plus vives, ou gravier plus fin pour solliciter efficacement la base des orteils et les espaces situés entre eux, ainsi que formes plus arrondies pour agir sur les voûtes plantaires.

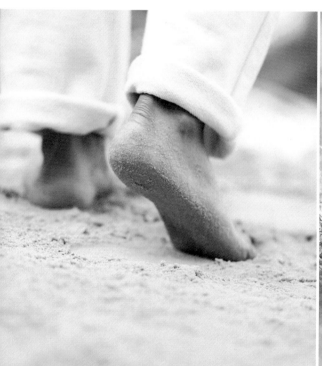

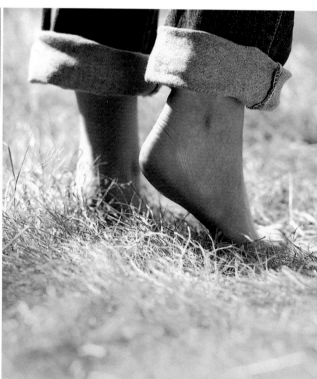

Pieds nus sur le sable

Marcher ainsi fait travailler tous les muscles des pieds et des mollets, ce qui est excellent non seulement pour eux mais pour le reste du corps. En effet, ce matériau mouvant cède sous les pas, rendant le déplacement plus difficile que sur le béton ou les autres surfaces planes, stables, et en "décoller" le pied s'opère d'une manière toute différente.

Pieds nus dans l'herbe

Marcher dans l'herbe est reposant et rafraîchissant, car la plante des pieds, souple, en apprécie la douce élasticité. Essayez de le faire à différents moments de la journée – le matin, quand elle est couverte de rosée ; après une averse, quand le sol est détrempé ; et le soir, quand la vue ne vous distrait pas de vos autres sensations. Sensibilisez-vous aussi à son contact en différentes saisons, notamment en hiver lorsque, gelée, elle crisse sous les pas, ou au printemps, quand le soleil la réchauffe.

LES OUTILS DE L'AUTOTHÉRAPIE

Ils contribuent à la localisation des zones de stress siégeant au niveau des pieds, des mains et dans le reste de l'organisme, ce qui permet de briser les structurations tensiogènes ou d'en interrompre les effets. Étudiez le temps et les moyens financiers dont vous disposez. Si ces derniers sont limités, vous pouvez créer vous-même votre équipement autothérapique à partir de certains objets, comme des balles de golf. Si le temps vous est compté, servez-vous-en discrètement au bureau ou dans les files d'attente.

NOTE PRATIQUE

Rappelez-vous que les outils d'autothérapie – rouleaux ou balles de golf – ne doivent jamais servir à pratiquer la réflexologie sur autrui. Observez vos réactions à la pression que leur surface dure exerce sur vos pieds et mains. Optez pour une pression dont l'intensité respecte vos préférences et votre confort.

Les outils autothérapiques destinés aux pieds et aux mains varient beaucoup quant à la forme et à la taille. On voit ici des rouleaux utilisés en réflexologie des pieds, ainsi qu'une sphère garnie de petites aspérités.

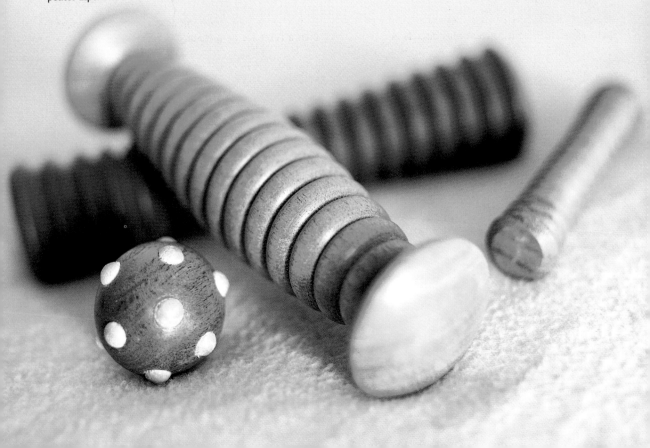

Pour les pieds

Les objets cylindriques font merveille quand on les roule sous le pied. Outre les produits vendus dans le commerce, vous pouvez vous servir d'un rouleau à pâtisserie, d'une bouteille vide ou d'un barreau de chaise. La balle de golf est idéale en raison de ses forme et taille adéquates.

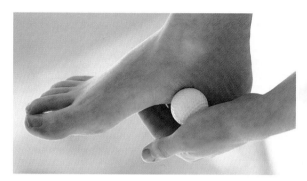

Placez la balle de golf au creux de votre paume, appliquez-la contre votre pied, doigts en appui sur son bord externe, et faites-la rouler sur la zone à traiter.

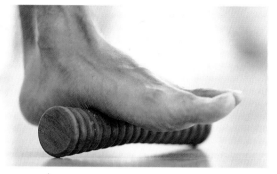

Mettez votre pied sur le rouleau, puis faites des va-et-vient en veillant à l'incliner vers l'arrière et l'avant pour activer différentes zones réflexogènes. Vous pouvez augmenter la pression exercée en croisant les jambes.

Pour les mains

D'ordinaire, les outils qui leur sont destinés exigent un petit effort, mais sont souvent plus discrets et commodes que ceux réservés aux pieds. Balles de golf, voire petits jouets sphériques pour chien, conviennent bien à l'exercice de pressions localisées.

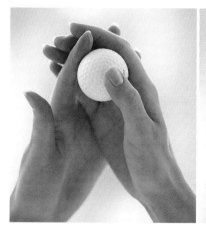

Avec le pouce et les autres doigts d'une main, coincez celui à traiter entre la balle de golf et ceux de l'autre main, puis faites la rouler le long du doigt douloureux.

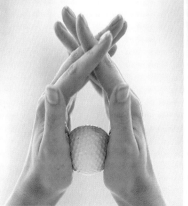

En croisant les doigts, pressez les zones réflexogènes situées à la base des paumes et insérez entre elles une balle de golf que vous faites rouler.

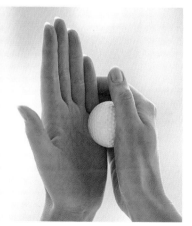

Pour cibler une zone, placez la balle de golf sur elle et maintenez-la en place avec les doigts de l'autre main, puis faites-la rouler.

EXERCICES DE RELAXATION

Pour les pieds

Marcher est rendu possible par les actions conjuguées des muscles, tendons et ligaments, mais il est rare que tout le potentiel dynamique de ces zones soit sollicité par les activités d'une journée ordinaire. Pour rompre ce train-train et muscler vos pieds, livrez-vous aux exercices suivants.

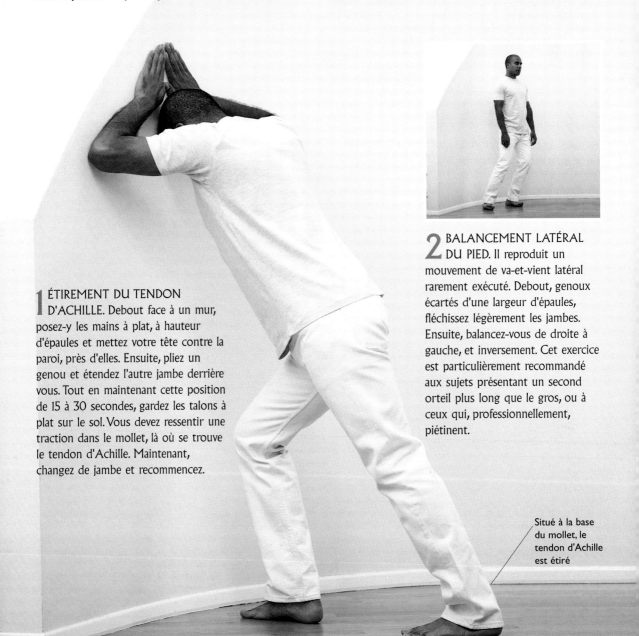

2 BALANCEMENT LATÉRAL DU PIED. Il reproduit un mouvement de va-et-vient latéral rarement exécuté. Debout, genoux écartés d'une largeur d'épaules, fléchissez légèrement les jambes. Ensuite, balancez-vous de droite à gauche, et inversement. Cet exercice est particulièrement recommandé aux sujets présentant un second orteil plus long que le gros, ou à ceux qui, professionnellement, piétinent.

1 ÉTIREMENT DU TENDON D'ACHILLE. Debout face à un mur, posez-y les mains à plat, à hauteur d'épaules et mettez votre tête contre la paroi, près d'elles. Ensuite, pliez un genou et étendez l'autre jambe derrière vous. Tout en maintenant cette position de 15 à 30 secondes, gardez les talons à plat sur le sol. Vous devez ressentir une traction dans le mollet, là où se trouve le tendon d'Achille. Maintenant, changez de jambe et recommencez.

Situé à la base du mollet, le tendon d'Achille est étiré

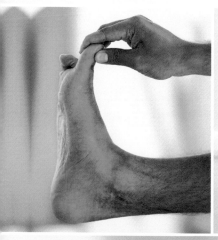
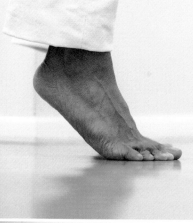
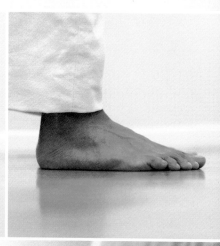

3 ÉTIREMENT D'UN ORTEIL.
Il s'exécute assis. Le pied posé sur un genou, saisissez votre gros orteil, puis exercez une lente et douce traction qui étire les muscles situés à la base du pied. Recommencez avec les orteils des deux pieds.

4 ÉLÉVATION SUR LES ORTEILS.
Elle muscle la base des pieds et les mollets. Debout, saisissez le dossier d'une chaise pour garder l'équilibre. Hissez-vous sur les pointes de pieds, marquez une pause, puis redescendez. Recommencez plusieurs fois.

5 PRESSION DES ORTEILS.
Debout ou assis, exercez, avec les orteils, une pression sur le sol, pour les muscler. Essayez de vous imaginer les appliquant très fortement et à plat.

6 ROTATION DE LA CHEVILLE.
Tout en assouplissant et en étirant la musculature des pieds, elle améliore la circulation à ce niveau. Avec le pied, décrivez d'abord, et plusieurs fois, un cercle dans le sens des aiguilles d'une montre, puis recommencez dans l'autre sens. Votre pied doit se mouvoir dans les quatre grandes directions. Ensuite, recommencez avec l'autre pied.

Pour les mains

Les mouvements quotidiens exécutés par les mains sont limités, ce qui peut engendrer contractures et douleurs. Le but de ces exercices est d'étendre la gamme de leurs mouvements pour rompre ces structurations stressantes. Les phases 3-6 – qui portent sur les mouvements directionnels de la main – sont particulièrement recommandées chez les sujets accomplissant régulièrement des tâches répétitives, comme la frappe sur clavier.

1 TRACTION DIGITALE. Avec le pouce et l'index d'une main, saisissez l'index de l'autre main et exercez sur lui une traction lente et légère durant quelques secondes. Faites de même pour chaque doigt, dont le pouce. Pour apprécier l'effet de cette technique, ouvrez et fermez les mains. Celle que vous venez de traiter doit être plus détendue que l'autre. Recommencez sur cette dernière.

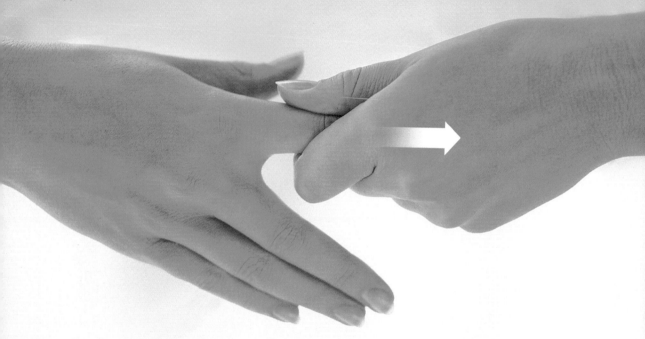

2 MOBILISATION PALMAIRE. Elle a pour but d'assouplir la musculature des paumes. Placez une main de telle sorte que les doigts de l'autre viennent se poser sur son dos, le pouce touchant la paume. Des doigts, exercez une pression vers le bas tandis que votre pouce en exerce une vers le haut. Ce mouvement est identique à une torsion de la main. Répétez-le plusieurs fois, puis recommencez avec l'autre main.

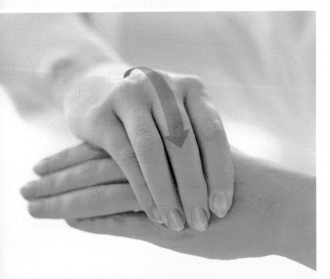

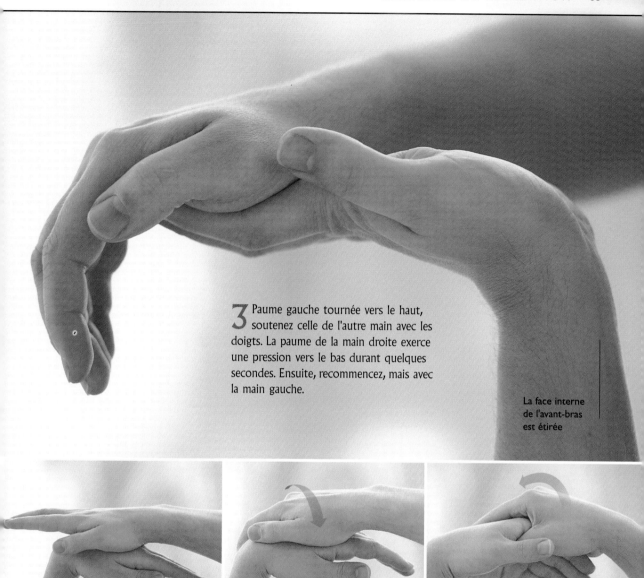

3 Paume gauche tournée vers le haut, soutenez celle de l'autre main avec les doigts. La paume de la main droite exerce une pression vers le bas durant quelques secondes. Ensuite, recommencez, mais avec la main gauche.

La face interne de l'avant-bras est étirée

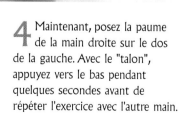

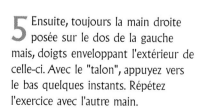

4 Maintenant, posez la paume de la main droite sur le dos de la gauche. Avec le "talon", appuyez vers le bas pendant quelques secondes avant de répéter l'exercice avec l'autre main.

5 Ensuite, toujours la main droite posée sur le dos de la gauche mais, doigts enveloppant l'extérieur de celle-ci. Avec le "talon", appuyez vers le bas quelques instants. Répétez l'exercice avec l'autre main.

6 Enfin, une main posée sur l'autre, comme ici, de vos doigts, enveloppez l'extérieur de celle-ci, et appuyez vers le bas durant quelques secondes, puis changez de main.

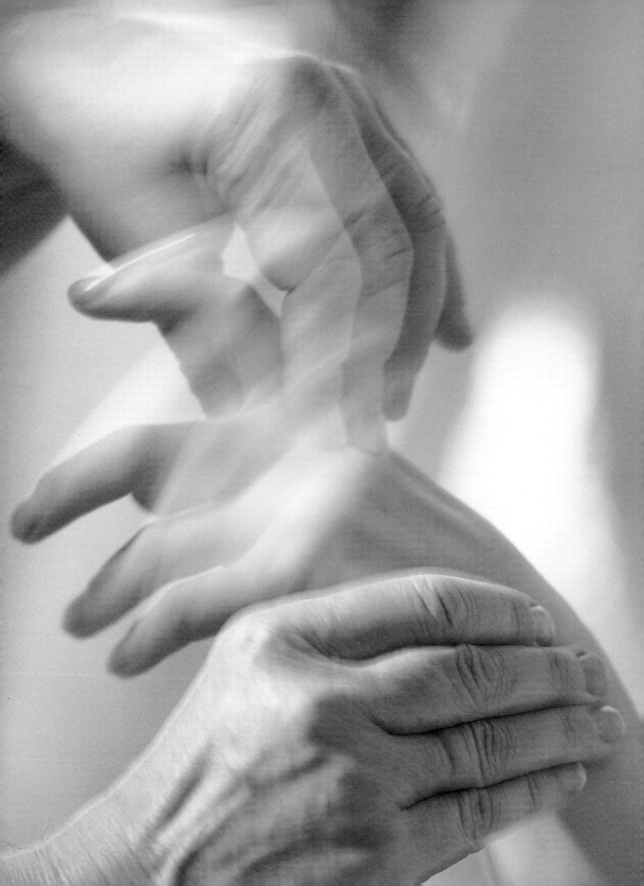

LA SÉANCE DE RÉFLEXOLOGIE

Ce chapitre vous fait découvrir progressivement le déroulement d'une séance de réflexologie complète. Les "régals" présentés au début et à la fin de chaque phase favorisent la relaxation. Un passage consacré à l'autothérapie montre comment la pratiquer discrètement. Vous y trouverez aussi des conseils à propos des bébés, enfants, femmes enceintes et troisième âge. Des séances régulières aident à jouir à nouveau d'une excellente santé.

PRÉPARATION

Lorsque vous vous disposez à traiter quelqu'un par la réflexologie, vous devez avoir pour objectif d'instaurer entre cet ami ou parent et vous un lien propice à la relaxation. Il faut obtenir un effet maximal au prix du moindre effort, ce qui implique un environnement confortable et agréable pour vous deux, de veiller à la qualité de votre travail, et même le choix du moment opportun.

Pour créer le cadre idéal d'une séance de réflexologie, tenez compte des lieux et de ce que vous jugez préférable. Bras le long du corps, pliez-les à 90°; vos mains sont alors dans la position idéale pour travailler. Pieds et mains à traiter doivent se trouver à portée des vôtres.

Chez un réflexologue professionnel, la personne est assise sur un siège à dossier inclinable, ou tout autre permettant de relever les pieds pour un accès commode, le spécialiste s'asseyant sur un siège bas en face d'elle. Mais si vous préférez prendre place en vis-à-vis sur un canapé, ne vous en privez pas. L'essentiel est que votre position vous permette d'observer son visage et ses réactions en cours de manipulation. Veillez à ce que votre dos soit bien calé afin de ne ressentir aucune douleur ou tension. À l'issue de la séance, comment vous sentez-vous ? Vos mains sont-elles crispées, et votre dos est-il fatigué ?

LA POSITION IDÉALE

Quand vous travaillez sur les mains, le mieux est de vous asseoir côte-à-côte, à condition de pouvoir observer les réactions du sujet. Pour l'autre main, changez de côté. Quand vous manipulez un enfant, asseyez-vous quelques minutes sur le bord du lit au moment du coucher, pourvu que vous puissiez regarder son visage. Si le sujet s'endort en souriant, c'est bon signe ; s'il grimace et retire son pied, il faut vous arrêter. Rappelez-vous qu'en réflexologie, l'application des techniques doit ménager le confort du patient. D'ailleurs, un vieux dicton rapporte que, souvent, le client dit : "c'est un mal pour un bien" (Eh oui !, il le

dit). S'il dit : "Vous me faites mal", cette réaction vous indique ce qu'il faut faire. Gardez un œil sur ses traits pour déceler quelles manipulations il préfère et quelles zones réflexogènes sont sensibles. Faites également attention à l'intensité de votre pression. À noter qu'un enfant, un client de petite taille, une personne âgée ou quiconque ayant le pied menu est beaucoup plus réceptif qu'un homme de forte corpulence.

ACCESSOIRES ET ENVIRONNEMENT

Prenez le temps de rassembler quelques objets. Quelques coussins relèvent commodément les pieds ou soutiennent agréablement les extrémités pendant les manipulations. Un couvre-pieds ou une couverture légère fait l'affaire — si vous avez chaud parce que vous remuez, le patient immobile peut avoir froid. Enfin, une boîte de mouchoirs jetables est utile en cas d'écoulement nasal.

Passons à l'environnement. Personnellement, que préférez-vous ? Si votre but est de lui ménager quelques instants de relaxation totale ou d'avoir avec lui une conversation détendue, évitez toute perturbation : sonnerie du téléphone, présence de tiers dans la pièce, téléviseur allumé, éclairage violent, et même ce qui se trouve dans l'axe de son regard. Demandez-lui ce qu'il considèrerait comme le cadre idéal de la séance. Pour votre part, vous préférerez peut-être, apprenant la réflexologie, quelques distractions reposantes.

Mais la préparation concerne également vos ongles. Ils ne doivent être ni trop longs, ni trop courts. Dans le premier cas, leur contact avec la main ou le pied manipulé empêche la relaxation et laisse des marques

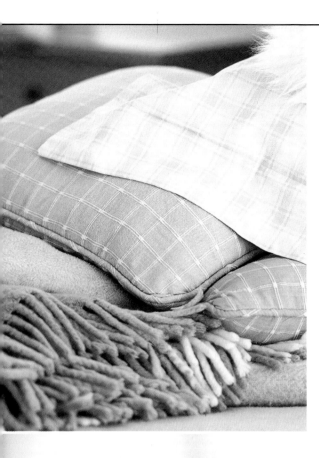

sur la peau, alors coupez-les. Ils ont la longueur idéale quand, regardant vos paumes, les extrémités de vos doigts les cachent. Dans le deuxième cas, s'ils sont courts au point de mettre la chair à vif, vous ressentirez une douleur, même au repos.

Les techniques présentées ici ne font pas appel aux crèmes, huiles ou lotions. Comme la course dans le sable humide, ces émollients risquent de surmener vos pouces et de les abîmer. De même, la personne que vous traitez doit avoir les pieds propres, exempts de ces produits.

ENTAMEZ LA SÉANCE

Commencez toujours par une série de régals (*voir page 68*), qui jouent un rôle important. La séance respectant un programme-type qui permet de manipuler la totalité d'un pied ou d'une main, il est excellent, avant et après chaque manipulation d'une zone réflexogène, d'y avoir recours.

Pendant combien de temps doit-on traiter telle ou telle zone réflexogène ? La réponse à cette question est un cas d'espèce. Bébés, enfants et personnes âgées requièrent généralement un toucher léger, donc ici, les mots clés sont : faible pression et durée limitée, sinon, la zone réflexogène risque d'être trop sollicitée — dans ce cas, le sujet déclare être endolori. Évitez-la jusqu'à ce que sa sensibilité diminue et appuyez moins dessus lors de la prochaine séance.

Un réflexologue professionnel consacre en général entre 30 minutes et une heure aux manipulations. Vous constaterez, au début de votre pratique, que vos pouces et mains se fatiguent, aussi une demi-heure peut être une durée excessive. Dans ce cas, reportez-vous aux conseils donnés dans l'encadré ci-dessous.

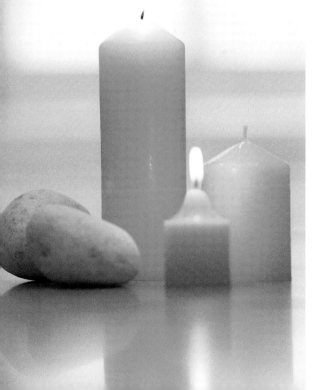

Lors d'une séance de réflexologie, les bougies créent une atmosphère relaxante, de même que coussins et plaids apportent chaleur et confort au patient pendant qu'on traite ses pieds ou ses mains.

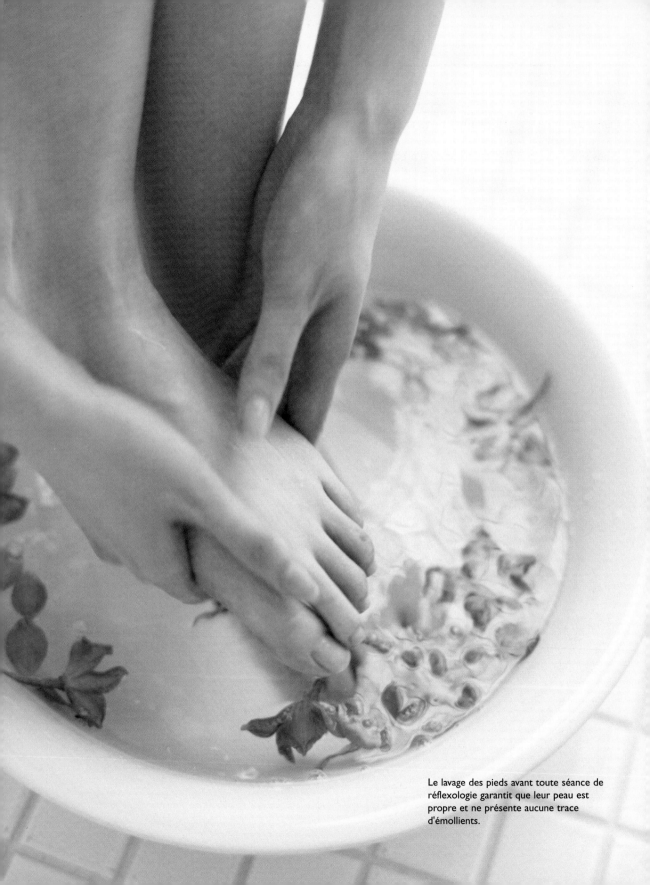

Le lavage des pieds avant toute séance de réflexologie garantit que leur peau est propre et ne présente aucune trace d'émollients.

TRAITEMENT DES PATHOLOGIES

Après avoir manipulé tout le pied, passez aux zones sur lesquelles il faut insister, en tenant compte de vos buts thérapeutiques ; pour les détecter, demandez-vous si le sujet souffre d'une pathologie précise. Dans l'affirmative, reportez-vous au chapitre 5, intitulé Le ciblage thérapeutique des zones réflexogènes. Noter la zone correspondante et traitez-la. Vous pouvez aussi consulter les schémas présentant leurs localisations (*voir pages 16-23*). Après manipulation, pratiquez une nouvelle série de régals.

Ensuite, passez à l'autre pied, et faites de même. Une fois que vous en aurez terminé avec lui, concluez la séance par une douce manipulation à visée respiratoire (*voir ci-dessus, à droite*).

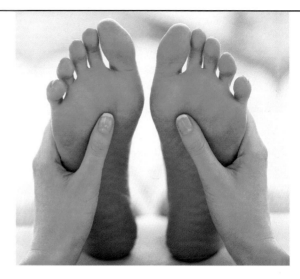

En fin de séance, placez vos pouces sur les zones réflexogènes correspondant, sur chaque pied, au plexus solaire et pressez-les légèrement après avoir demandé au patient de respirer trois fois lentement et profondément.

SYMBOLES DÉSIGNANT LES TECHNIQUES

Pression de l'index	
Pression du pouce	
Pression-traction pouce plié	
Roulé	
Pression	
Traction, poussée, ou va-et-vient manuel latéral	
Rotation ou rotation sur un point	
Torsion	
Relaxation plantaire ou balancement palmaire	

CONSEILS POUR ÉVITER LA FATIGUE

LE FACTEUR TEMPS : Accordez-vous celui d'apprendre ; comme pour l'acquisition de toute compétence, pratique et patience sont nécessaires.

POSITION : Veillez à ce que celle pour laquelle vous avez opté n'impose à votre corps aucune tension ou contrainte superflue.

TECHNIQUE : Revoyez l'application de celle qui est indiquée – correcte, elle ne doit pas fatiguer excessivement vos mains.

INTENSITÉ DE LA PRESSION : Pour connaître celle qui convient, pratiquez la réflexologie en autothérapie (voir pages 124-129).

RÉGALS : Informez-vous auprès des professionnels et ponctuez-en vos séances (voir pages 68-73), car ils donnent à votre pouce ou à votre index l'occasion de se reposer.

CHANGEMENT DE MAIN : Changez régulièrement la main qui manipule – si l'un de vos pouces se fatigue, opérez avec l'autre.

TECHNIQUES

La réflexologie fait appel à quatre techniques de base qui consistent à exercer une pression sur une large zone ou à en cibler une, plus précise. L'acquisition de toute compétence demandant du temps, nous vous conseillons de vous entraîner sur votre avant-bras ou votre main. Si, pendant votre apprentissage, votre pouce ou votre doigt se fatigue, reposez-vous, changez de main ou faites appel aux régals *(voir pages 68–73 et 98–101)*.

Pressions du pouce

Leur but est de s'exercer de manière uniforme à la surface du pied ou de la main. Cette technique réflexologique élémentaire exige un peu de pratique. Soyez patient. Donnez-vous le temps d'acquérir le geste correct. Cela vous permettra de pratiquer l'autothérapie et de venir en aide à autrui.

NOTE PRATIQUE

La pression du pouce est facilitée à condition de l'exercer sous l'angle adéquat. Posez vos mains à plat sur une table ou une surface plane. Observez la manière dont les pouces sont placés. Leur bord externe, en contact avec la table, est la partie qui doit toucher la peau de la zone réflexogène traitée. Ainsi utiliserez-vous mieux la force que vous donnent les autres doigts.

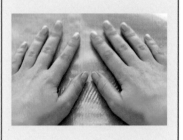

Entraînement

Le geste de base consiste à plier et déplier la première articulation du pouce. Le but est, à la faveur de petits appuis successifs, d'engendrer une sensation de pression constante.

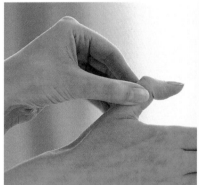

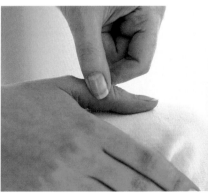

1 Exercez-vous d'abord en tenant votre pouce au-dessous de la première articulation pour empêcher le mouvement de la deuxième. Pliez et dépliez plusieurs fois la première.

2 Pouce toujours maintenu, placez-en le bord externe sur votre jambe. Pliez-le et dépliez-le plusieurs fois en lui imprimant un balancement allant de son extrémité à son bord inférieur.

Application

Faites d'abord en sorte que la plante du pied ou la paume de la main présente une surface lisse, ce qui s'obtient en utilisant l'autre main pour tendre la peau.

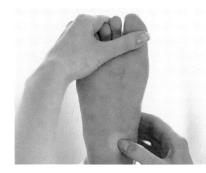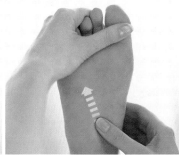

1 D'une main, étirez la peau de la voûte plantaire. Placez votre pouce sur cette dernière et vos doigts sur le cou-de-pied. Puis abaissez votre poignet, créant ainsi une force qui exerce une pression transmise par le pouce.

2 Pliez et dépliez la première articulation du pouce en le déplaçant chaque fois légèrement en avant. Dès que vous éprouvez une sensation d'étirement dans la main droite — ici — repositionnez-la et poursuivez votre "marche" en avant.

ERREURS COURANTES

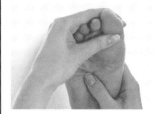

Quand on apprend cette technique, on fait souvent l'erreur de saisir le pied en essayant d'y exercer une pression continuelle (voir ci-dessus). Or, cela est épuisant pour le pouce. Vous devez maintenir, pendant cette manipulation, un espace entre votre main et le pied, sur lequel elle ne doit pas s'appliquer totalement. Déplacez toujours votre pouce vers l'avant, jamais vers l'arrière. Tout en travaillant, et pour éviter de le surmener, gardez-le légèrement incurvé.

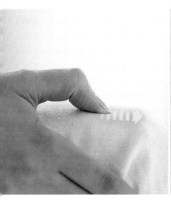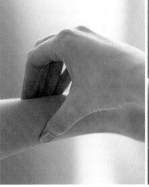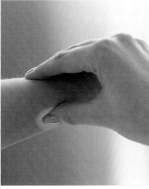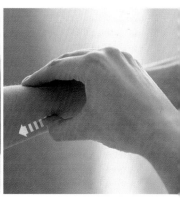

3 Ne maintenez plus votre pouce. Faites-le avancer. Le plier et le déplier est le seul moyen dont vous disposez pour y parvenir. Ne le poussez pas vers l'avant.

4 Pour vous exercer en utilisant la force, placez doigts et pouce de la main droite sur votre avant-bras gauche, comme ici. Leur action conjuguée engendre une force exerçant la pression nécessaire.

5 Abaissez votre poignet pour que votre pouce appuie sur l'avant-bras. Cette pression, transmise par le pouce, est produite par l'action conjointe des doigts, de la main et de l'avant-bras.

6 Maintenant, pliez et dépliez votre pouce, qui fait une petite avancée chaque fois qu'il se déplie. Poursuivez ainsi jusqu'à ce que vous ressentiez une pression constante au niveau de l'avant-bras.

Pressions de l'index

Cette technique permet de s'installer confortablement pour traiter le dessus et les côtés du pied ou d'une main. Elle s'inspire du même principe que la précédente (voir page 62), à savoir le pliage et le dépliage de la première articulation du doigt.

Entraînement

Le dessus de la main est idéal pour se familiariser avec cette technique. Le déplacement du doigt est engendré par un léger balancement d'avant en arrière, et inversement, s'effectuant de son extrémité au bord inférieur de l'ongle, tandis que le doigt se plie et se déplie.

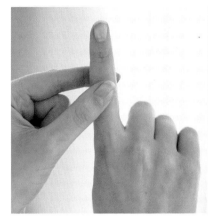

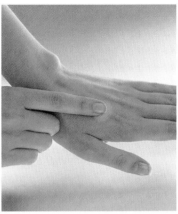

1 Tenez l'index au-dessous de la première articulation afin de l'isoler (*voir ci-dessus*). Entraînez-vous en la pliant et en la dépliant.

2 Une fois familiarisé avec le mouvement de pliage et de dépliage nécessaire, placez votre index sur le dessus de l'autre main.

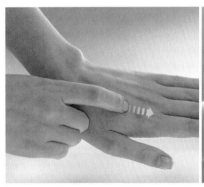

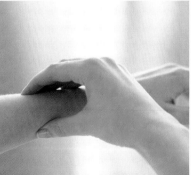

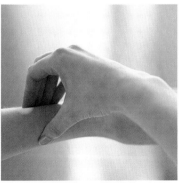

3 Essayez de plier et déplier votre index en l'articulant sur la première jointure, son extrémité reposant sur le dessus de la main. Imprimez un balancement à l'extrémité du bord inférieur de l'ongle et revenez. Recommencez plusieurs fois.

4 Pour produire une force utilisant cette technique, servez-vous du pouce en l'opposant aux doigts. Entraînez-vous en plaçant vos quatre doigts sur l'avant-bras, pouce au-dessous (*voir ci-dessus*).

5 Levez le poignet, soutenu par le pouce et, des doigts, exercez une pression sur l'avant-bras. Notes : la pression exercée par l'index augmente ; ensuite, dans cette position, déplacez-le vers l'avant.

Application

Comme c'est le cas avec la pression du pouce, celle de l'index exige que la surface traitée soit immobile, aussi servez-vous de l'autre main pour l'empêcher de remuer.

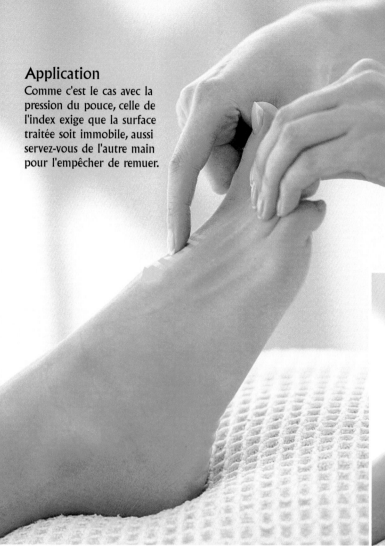

1 D'une main, immobilisez le pied en position verticale en le tenant par les orteils. De l'autre, placez votre index sur le dessus du pied, le pouce en dessous.

2 Servez-vous de cette technique pour faire descendre votre index du sommet du pied vers le centre.

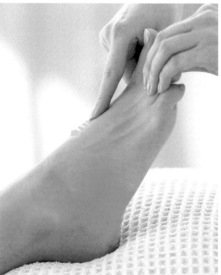

NOTE PRATIQUE

Souvent, le doigt employé "assimile" cette technique tout seul, apparemment en raison de son aptitude à imiter la pression du pouce. Comme c'est le cas avec cette dernière, il se déplace toujours vers l'avant, jamais vers l'arrière ou latéralement.

ERREURS COURANTES

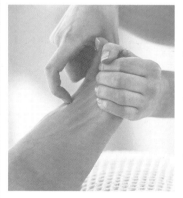

D'ordinaire, on a du mal à plier la première articulation, aussi essayez d'éviter les erreurs suivantes : déplacer la main au lieu de plier l'articulation ; enfoncer l'ongle dans la peau ; laisser le doigt reculer au lieu d'exercer une pression vers l'avant et le faire rouler latéralement. Si vous rencontrez l'une de ces difficultés, revoyez votre technique en relisant ce qui précède.

Rotation sur un point

Comme son nom l'indique, le but de cette technique est de cibler une zone réflexogène avec le médius d'une main pour faire pivoter la cheville ou le poignet. Durant la rotation effectuée par l'articulation, ce doigt – ici, de la main gauche – reste immobile. Ce contact intermittent entre le pied qui pivote et le doigt immobile engendre une pression discontinue.

<table>
<tr><td>NOTE PRATIQUE</td></tr>
<tr><td>Ne saisissez pas le pied par les orteils. La zone submalléolaire interne est sensible. Au lieu d'exercer la pression avec vos doigts, laissez la rotation de la cheville s'en charger.</td></tr>
</table>

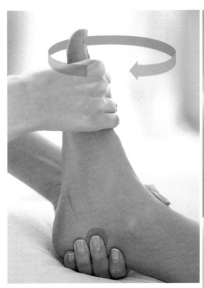

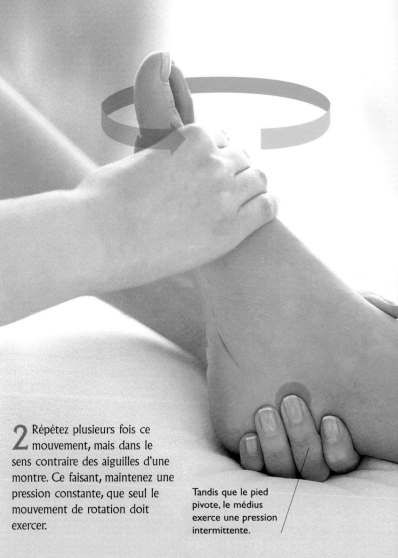

1 De la main gauche, enveloppez le talon pour que le pouce s'applique sur la face externe de la cheville, médius en appui sur sa face interne. De la main droite, tenez la pointe du pied et faites-lui décrire, dans le sens des aiguilles d'une montre, un cercle complet. Ce faisant, maintenez une pression constante ; vous remarquerez qu'en fait, votre médius, immobile, lui confère un caractère discontinu. Faites plusieurs fois pivoter le pied.

2 Répétez plusieurs fois ce mouvement, mais dans le sens contraire des aiguilles d'une montre. Ce faisant, maintenez une pression constante, que seul le mouvement de rotation doit exercer.

Tandis que le pied pivote, le médius exerce une pression intermittente.

Pression-traction pouce plié

Cette manipulation a pour but de traiter une zone précise, non une région étendue. Elle est caractérisée par une certaine immobilité, seuls de petits mouvements du pouce étant exécutés.

Entraînement

Comme toujours, la force joue un rôle majeur dans le traitement des points situés en profondeur. Comme c'est le cas dans la pression du pouce, elle est produite par les doigts et la position occupée par le poignet.

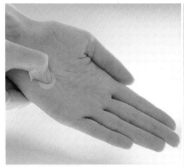
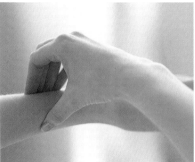
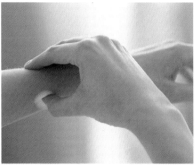

1 Placez le pouce droit sur la paume de la main gauche, doigts sur le dos de celle-ci. Pliez-en la première articulation, bordure en appui. Ensuite, pour exercer une pression, exécutez une traction vers l'arrière.

2 Pour produire une force utilisant cette technique, placez les doigts et le pouce de votre main droite sur l'avant-bras, (*voir ci-dessus*).

3 Abaissez le poignet droit, votre pouce exerçant ainsi une pression accrue sur le bras. Dans cette position, pliez le pouce et exercez une traction vers l'arrière.

Application

Votre main gauche – dans cet exemple – doit immobiliser la zone traitée pendant la manipulation.

1 D'une main, soutenez et protégez la zone à traiter en l'enveloppant. Placez les doigts de l'autre main (droite) sur ceux de la précédente, sauf le pouce (*voir ci-contre*).

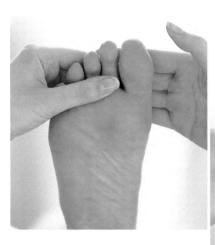

2 Placez le pouce de la main droite au centre de la zone à traiter, puis procédez à une pression-traction pouce plié en utilisant le bord de celui-ci.

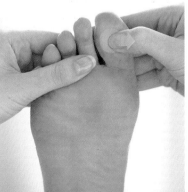

LES « RÉGALS » DU PIED

Presque tout le monde les apprécie. Il s'agit de techniques qui, destinées à détendre le pied, s'appliquent au début, à la fin, entre les autres, et se caractérisent par un toucher apaisant lorsqu'il y a un problème d'hypersensibilité. En aidant le pied à se relâcher, elles facilitent les manipulations reflexologiques, car un sujet détendu est plus réceptif.

NOTE PRATIQUE

Cette technique est très efficace si on l'applique sur un rythme rapide. Placez vos mains à hauteur de la pointe du pied pour le comprimer, mais pas trop, afin de ne pas en limiter le mouvement. À la longue, votre habileté augmentant, vous adopterez une cadence plus rapide, ainsi qu'une pression adaptée à une pratique prolongée.

Va-et-vient latéral

Il consiste à imprimer au pied un mouvement latéral et de va-et-vient destiné à le détendre. N'étant habitué qu'à exécuter quotidiennement des mouvements de haut en bas, et inversement, il profite au maximum de cette variante.

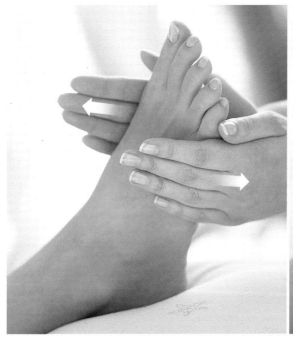

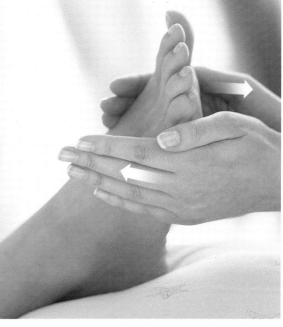

1 Posez les mains sur les côtés du pied. De la droite, repoussez le pied tout en l'attirant de la gauche.

2 Ensuite, reculez votre main droite vers vous tout en repoussant la gauche. Ce va-et-vient doit être exécuté rapidement.

Torsion-rachis

Ce régal a pour but la relaxation de la zone réflexogène rachidienne, située sur la face interne du pied. Il procure un grand confort si tous les doigts sont en contact étroit avec lui.

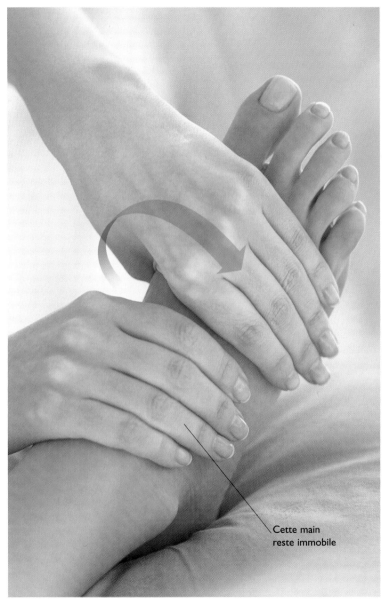

Cette main reste immobile

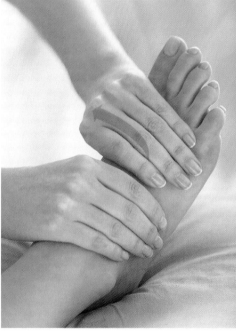

1 Des deux mains, saisissez le pied, pouces en contact avec la voûte plantaire. La main la plus proche des orteils "tord" le pied, l'autre étant immobile.

2 Ensuite, la même main tord le pied dans l'autre sens, la main droite restant immobile. Répétez cette manipulation plusieurs fois. Repositionnez vos mains en les rapprochant légèrement de la cheville, et répétez la même manœuvre plusieurs fois.

Compression-poumon

Ce régal a pour but la relaxation de la zone réflexogène pulmonaire, située à hauteur de la pointe du pied. Ici, tout l'art réside, grâce à la coordination des deux mains, en l'exécution d'un mouvement "coulé" analogue au flux et au reflux des vagues. Une main exerce une poussée tandis que l'autre serre légèrement le pied.

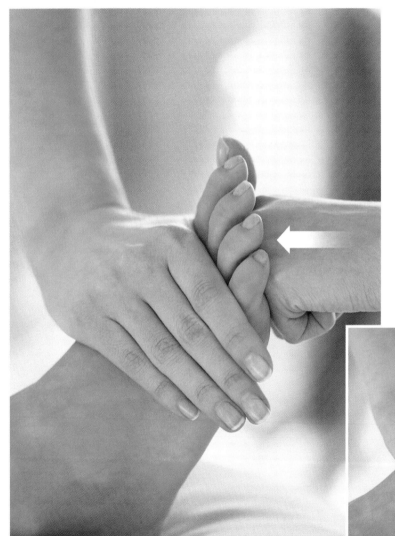

NOTE PRATIQUE

Ce régal n'entraîne aucune gêne si serrage et poussée – non simultanés – sont exécutés avec fermeté, mais sans brutalité. Si vous serrez trop, la pointe du pied sera comprimée. En plaçant votre poing, appliquez le dos des premières phalanges, non les articulations. Centrez votre pression sur la pointe du pied, c'est-à-dire ni sur la voûte plantaire, ni sur les orteils.

1 Fermez le poing gauche et appliquez le dos de vos phalanges sur l'avant-pied. De la main droite, saisissez le dessus du pied. Avec le poing, exercez une poussée.

2 Ensuite, serrez légèrement de la main droite, puis serrez et poussez en alternance. Recommencez plusieurs fois.

Relaxation de la pointe du pied

Elle a pour but de mobiliser les os qui constituent l'avant-pied, ce qui entraîne la relaxation des zones réflexogènes pulmonaire, thoracique, dorsale et diaphragmatique qui, toutes, subissent des stress.

1 Saisissez la pointe du pied au-dessous du gros orteil et du deuxième orteil, les bouts de vos doigts et de vos pouces en appui sur les articulations de ces deux orteils avec le pied. De la main droite, repoussez le pied et, de la main gauche attirez-le vers vous.

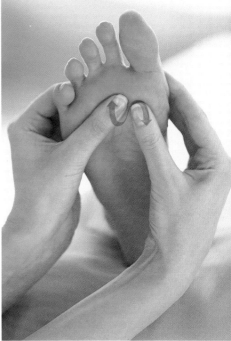

Mettez les bouts de vos doigts sur le dessus du pied – exactement comme ici – et les extrémités de vos pouces sur le dessous.

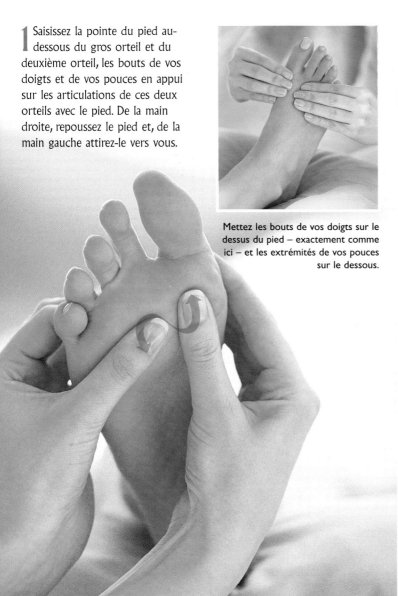

2 Maintenant, inversez les mouvements : de la main droite, attirez le pied vers vous et, de la main gauche, repoussez-le. Recommencez plusieurs fois, en cadence. Poursuivez l'application de cette technique au-dessous des deuxième et troisième orteils ; faites de même avec les troisième et quatrième orteils ; enfin, avec les quatrième et cinquième orteils.

Rotation de la cheville

En faisant pivoter le pied sur 360°, vous faites travailler, tout en les relaxant, les quatre principaux groupes musculaires qui commandent les mouvements du pied. Ce régal est également indiqué dans l'œdème de la cheville.

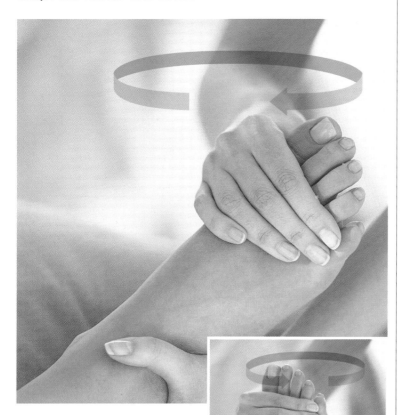

1 Saisissez la cheville de la main gauche. De la droite, tenez la pointe du pied puis faites tourner les orteils dans le sens des aiguilles d'une montre, pour décrire un cercle.

2 Maintenant, faites tourner le pied en sens inverse. Recommencez plusieurs fois.

NOTE PRATIQUE

Placez le pouce de votre main gauche – dans cet exemple – au-dessous de la malléole externe et, de la même main, tirez le pied vers vous, puis faites-le pivoter avec la droite.

Rotation d'un orteil

Ce régal détend et consolide les orteils en faisant travailler leurs muscles.

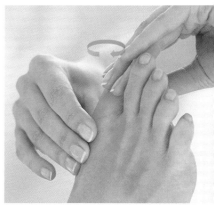

1 De la main droite, immobilisez la pointe du pied. De la gauche, saisissez le gros orteil, puis faites-le pivoter plusieurs fois, lentement et sans à-coup, sur 360°.

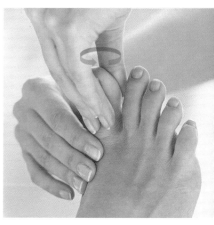

2 Ensuite, faites-le pivoter en sens inverse. Des doigts, exercez sur lui une pression régulière conjuguée avec une légère traction. À répéter sur chaque orteil.

Traction

Cette technique permet une relaxation générale du pied efficace. Elle remédie à sa compression permanente à chaque pas.

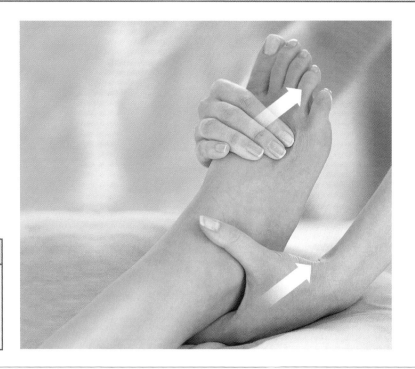

1 Saisissez le pied comme montré ci-contre. Tirez-le lentement et doucement vers vous durant 10 à 15 secondes. Relâchez votre traction.

NOTE PRATIQUE

Avec la main droite, tirez à vous la pointe du pied tout en exerçant simultanément une traction à hauteur de la cheville avec la gauche.

Relaxation plantaire centrale

L'articulation centrale du pied est souvent comprimée par les chaussures et la station debout prolongée, ce qui entraîne une tension générale, notamment à hauteur des zones réflexogènes coïncidant avec elle. Cette manipulation rompt la structuration stressante ainsi induite.

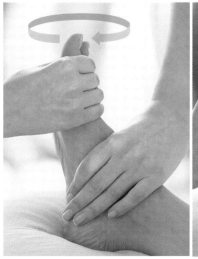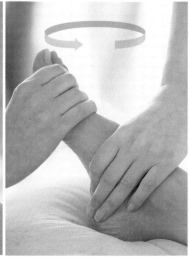

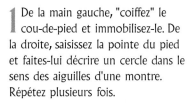

NOTE PRATIQUE

En manipulant le pied, dirigez votre effort vers la main qui le tient. Variante : maintenez le pied immobile au niveau de la cheville, non à hauteur du cou-de-pied.

---

1 De la main gauche, "coiffez" le cou-de-pied et immobilisez-le. De la droite, saisissez la pointe du pied et faites-lui décrire un cercle dans le sens des aiguilles d'une montre. Répétez plusieurs fois.

2 Maintenant, faites pivoter le pied en sens inverse. Répétez plusieurs fois.

PHASE 1

Manipulation du dessous des orteils

Dans cet enchaînement, maintes zones réflexogènes correspondent à des régions anatomiques commandant nombre d'activités dans l'organisme. Certaines d'entre elles, comme la tête et le cerveau, recueillent les informations provenant de l'extérieur. Leur manipulation stimule et améliore les fonctions des organes concernés. Recherchez d'abord sur le pied les zones à éviter, puis passez aux régals ci-dessous pour détendre cette extrémité.

RÉGALS   Va-et-vient latéral (*p. 68*) • Torsion-rachis (*p.69*)
          Compression-poumon (*p.70*) • Rotation d'un orteil (*p.72*)

CIBLES TRAITÉES

HYPOPHYSE : Elle régit certaines activités endocrines, comme la croissance et le métabolisme.

COU : Très sujet aux tensions, il réagit bien à la réflexologie.

THYROÏDE et PARATHYROÏDE : Elles régissent le métabolisme (notamment calorique), la croissance et la calcémie. La stimulation de leurs zones réflexogènes améliore leur fonctionnement.

TÊTE et CERVEAU : D'eux dépend la coordination de toute activité corporelle, aussi jouent-ils un rôle clé en réflexologie.

SINUS : La réflexologie a pour but d'assurer ou rétablir la ventilation de ces cavités.

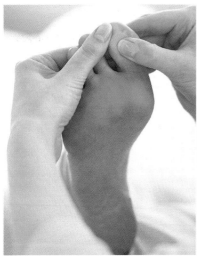

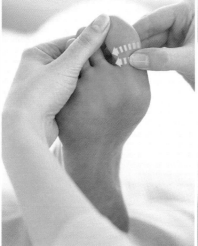

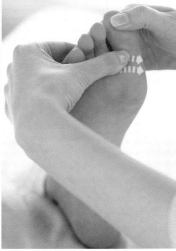

1 De la main gauche, immobilisez le gros orteil. Placez votre pouce droit juste au-dessus de la zone réflexogène de l'HYPOPHYSE. Pliez-le et exercez une traction vers l'arrière, en travers de cette zone. Recommencez.

2 Placez le pouce droit sur les zones réflexogènes correspondant au COU ainsi qu'à la THYROÏDE et à la PARATHYROÏDE. Puis, à la base de l'orteil, déplacez-le vers l'intérieur, en utilisant la technique des petites pressions successives du pouce. Faites deux passages, un haut et un bas.

3 Changez de mains et, à la base de l'orteil, déplacez votre pouce vers l'extérieur à la faveur de deux passages, comme précédemment. Répétez plusieurs fois.

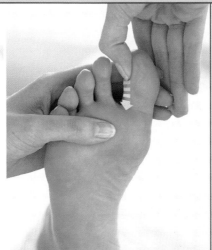

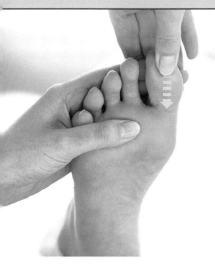

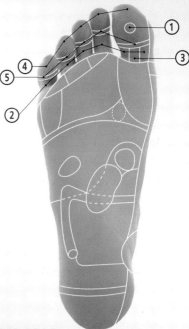

LOCALISATIONS DES ZONES RÉFLEXOGÈNES

4 Pour manipuler les zones réflexogènes de la TÊTE, du CERVEAU, du SINUS et du COU, placez les orteils en appui sur votre main gauche. Ensuite, exercez de petites pressions du pouce droit débutant juste au-dessus du centre du gros orteil.

5 Placez votre pouce droit comme indiqué, et exercez de petites pressions successives sur le côté du gros orteil, en descendant.

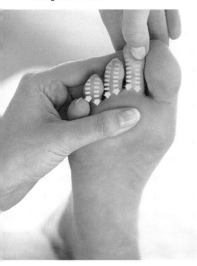

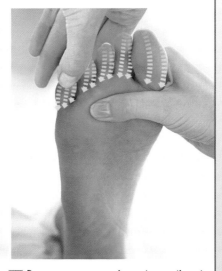

PIED DROIT

La zone correspondant à l'HYPOPHYSE se trouve, sur les deux pieds, au centre du gros orteil ①. Les orteils reflétant l'anatomie, les zones réflexogènes du COU sont situées à leur base, près de la première articulation ②. Sur chaque pied, cette région correspond à un segment du cou, mais sur les gros orteils, elle se confond partiellement avec celles de la THYROÏDE et de la PARATHYROÏDE ③.

La région allant de la première articulation à l'extrémité de chaque orteil correspond aux zones réflexogènes de la TÊTE et du CERVEAU ④, celles des SINUS ⑤ étant situées juste après chaque articulation.

Les localisations de ces zones réflexogènes sont identiques sur les deux pieds, celles du pied droit correspondant à la moitié droite du corps, celles du pied gauche, à la moitié gauche.

6 Repositionnez votre main gauche en appui sur le deuxième orteil. Puis appliquez la même technique que sur le gros orteil. Faites de même sur les troisième et quatrième orteils.

7 Recommencez sur le petit orteil, puis changez de mains. Soutenez chaque orteil de votre main droite puis, du pouce gauche, exercez de petites pressions successives sur l'autre côté du gros orteil, en descendant, et faites de même pour les autres orteils.

RÉGALS   Va-et-vient latéral (*p.68*) • Compression-poumon (*p.70*) • Rotation d'un orteil (*p.72*)

PHASE 2

Manipulation de la base des orteils

Les zones réflexogènes dont il s'agit dans cet enchaînement correspondent aux organes ou régions corporelles suivants : yeux, oreilles, oreilles internes et sommets des épaules – les tensions et douleurs affectant ces derniers se résorbent. Leur manipulation en améliore le fonctionnement. Pour calmer une douleur siégeant à l'épaule droite, agissez sur le pied droit ; faites de même pour le côté gauche.

CIBLES TRAITÉES

YEUX : La réflexologie calme les douleurs oculaires.

OREILLES INTERNES : De ces organes, dépend notre sens de l'équilibre.

OREILLES : Les techniques réflexologiques remédient aux otalgies et acouphènes.

SOMMETS DES ÉPAULES : Cette zone musculaire, sujette à l'accumulation des tensions, réagit bien aux séances de réflexologie.

1 De votre main gauche, enveloppez la pointe du pied, et déplacez votre pouce vers le bas pour rendre les zones réflexogènes accessibles.

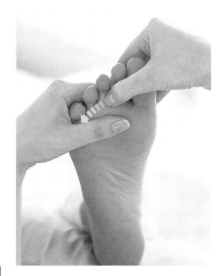

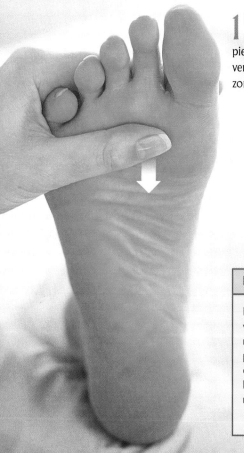

NOTE PRATIQUE

Ne serrez pas le pied avec votre main ; cela parasiterait la réaction réflexe. Ne renvoyez pas les orteils en arrière, car cela tendrait la peau, rendant la zone encore plus difficile à manipuler.

2 Débutez par la zone réflexogène de l'ŒIL, votre pouce droit exerçant une succession de petites pressions sur le bourrelet. Faites de même pour celles de l'OREILLE INTERNE et de l'OREILLE, zones auxquelles succèdent celle des SOMMETS des ÉPAULES.

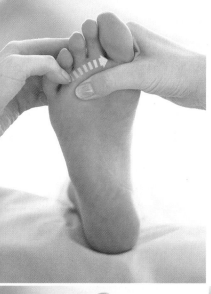

3 Répétez la même manipulation du bourrelet avec le pouce gauche, en débutant par la zone réflexogène de l'OREILLE. Le fait d'aller dans les deux sens garantit une manipulation intégrale de ces zones.

LOCALISATIONS DES ZONES RÉFLEXOGÈNES

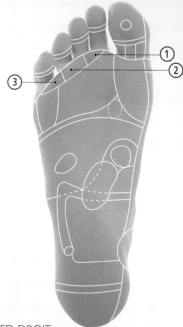

PIED DROIT

Les zones réflexogènes correspondant aux organes de la vue, de l'ouïe et de l'équilibre, très rapprochées, se trouvent là où la base des orteils rejoint la voûte plantaire. Les localisations de ces zones réflexogènes sont identiques sur les deux pieds, celles du pied droit correspondant à la moitié droite du corps, celles du pied gauche à la moitié gauche.

La zone réflexogène de l'ŒIL se trouve juste au-dessous de l'espace séparant les deuxième et troisième orteils ①. Celle de l'OREILLE INTERNE est située sous l'espace séparant les troisième et quatrième orteils ②, enfin, celle de l'OREILLE est placée au-dessous de l'espace séparant les quatrième et cinquième orteils ③. Quant à celles des SOMMETS des ÉPAULES, elle s'étend, à la base des orteils, à tout le travers du pied.

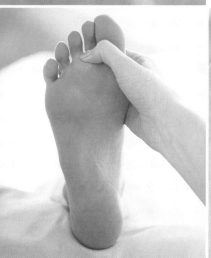

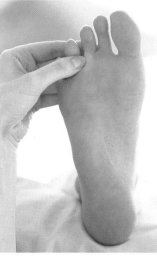

4 Pour manipuler en profondeur la zone réflexogène de l'ŒIL, immobilisez le pied avec la main droite, les extrémités de vos pouce et index droits placés entre les deuxième et troisième orteils, puis pincez doucement plusieurs fois.

5 Pour manipuler en profondeur la zone réflexogène de l'OREILLE INTERNE, immobilisez le pied avec la main gauche, les extrémités de vos pouce et index placés entre les troisième et quatrième orteils, puis pincez doucement plusieurs fois. Passez à celle de l'OREILLE, située entre les quatrième et cinquième orteils, et reprenez l'enchaînement.

RÉGALS   Va-et-vient latéral (p. 68) • Compression-poumon (p. 70) • Relaxation de la pointe du pied (p. 71)

PHASE 3

Manipulation de la pointe du pied

Certaines des zones réflexogènes manipulées dans cet enchaînement correspondent aux poumons et à beaucoup d'autres régions corporelles en rapport avec la respiration et le transport d'oxygène. D'autres, qui se trouvent également dans cette zone, sont en relation avec la partie supérieure du tronc, comme le dos et les épaules. Leur manipulation améliore l'oxygénation de l'organisme et résorbe les tensions affectant le segment thoracique.

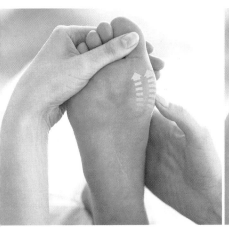

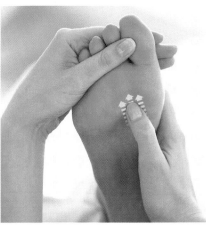

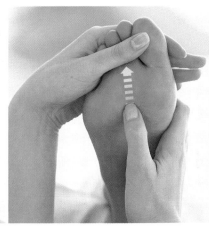

1 De la main gauche, maintenez les orteils en arrière puis, débutant par la zone réflexogène du DIAPHRAGME, servez-vous du pouce droit pour, en remontant, exercer de petites pressions successives sur celles du CŒUR et du THORAX. Effectuez plusieurs passages sur cette région étendue.

2 Remontez votre pouce vers la zone réflexogène du PLEXUS SOLAIRE. Appliquant la même technique que précédemment, effectuez plusieurs passages sur cette zone restreinte.

3 Déplacez votre pouce vers une autre partie de la zone réflexogène du DIAPHRAGME, puis exercez des pressions successives sur celles du POUMON, du THORAX et du DOS. Effectuez plusieurs passages sur la pointe du pied et entre les deuxième et troisième orteils.

4 Changez de main puis, de la main droite, maintenez les orteils en arrière. Débutez par la zone réflexogène du DIAPHRAGME en vous servant du pouce de la main gauche pour exercer des petites pressions sur celles du POUMON, du THORAX et du DOS. Manipulez intégralement la pulpe de la pointe du pied et l'espace situé entre les troisième et quatrième orteils.

5 Commencez par la zone réflexogène du DIAPHRAGME en exerçant de petites pressions du pouce gauche, en remontant, pour terminer par celle de l'ÉPAULE.

RÉGALS : Va-et-vient latéral (p.68) • Compression-poumons (p. 70) • Relaxation de la pointe du pied (p. 71)

LOCALISATIONS DES ZONES RÉFLEXOGÈNES

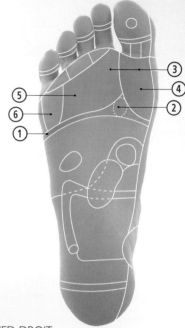

PIED DROIT

La zone réflexogène correspondant au DIAPHRAGME coïncide, sur toute sa longueur, avec le pli horizontal situé sous la pointe du pied ①. Sur son trajet, se trouve celle du PLEXUS SOLAIRE, très limitée ②.

La zone réflexogène étendue en rapport avec le THORAX et le DOS couvre la plus grande partie de la pointe du pied, au-dessus de la zone diaphra-gmatique ③. Elle empiète à la fois sur celle du CŒUR ④ et sur celle du POUMON ⑤.

Enfin, la zone réflexogène de l'ÉPAULE ⑥ se trouve dans la partie charnue située au-dessous du petit orteil.

Les localisations de ces zones réflexogènes sont identiques sur les deux pieds, celles du pied droit correspondant à la moitié droite du corps, celle du pied gauche à la moitié gauche. Bien que le cœur soit placé du côté gauche, la zone réflexogène qui lui correspond se trouve sur les deux pieds.

PHASE 4

Manipulation de la voûte plantaire supérieure

Les zones réflexogènes impliquées dans cet enchaînement correspondent aux organes sécréteurs de substances – enzymes – participant à la digestion, à la production d'énergie, au bilan hydrique et, comme les reins, à l'épuration du sang et autres liquides. Pour vous guider, considérez que la taille coïncide avec la ligne traversant le milieu du pied, le diaphragme avec la limite inférieure de la pointe du pied. Pour stimuler les organes ciblés dans cet enchaînement, et en améliorer le fonctionnement, manipulez les zones (voir à droite) situées dans l'espace ainsi défini.

CIBLES TRAITÉES

PANCRÉAS : Il stabilise la glycémie.

SURRÉNALES : Leur action contribue à la régulation des taux hormonaux (adrénaline).

REIN : Il filtre les liquides sanguins en vue de l'élimination ou de l'assimilation.

ESTOMAC : Vous faciliterez la digestion en manipulant la zone réflexogène correspondante.

FOIE, VÉSICULE BILIAIRE et RATE : La réflexologie aide ces organes à réguler les taux de substances présentes dans le sang, éliminant ainsi certains corps indésirables.

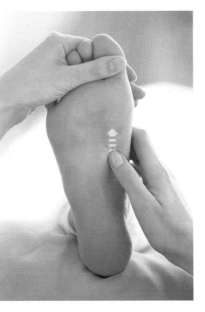

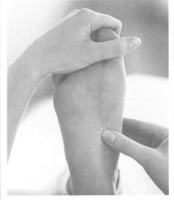

ATTENTION

En maintenant le pied en arrière, veillez à éviter d'exercer une pression sur le long tendon parcourant cette partie du pied. Pour le localiser, renvoyez les orteils en arrière et descendez en passant votre pouce sur la zone située au-dessous de la pointe du pied. Par ailleurs, étirez moins le pied quand, du pouce, vous exercez de petites pressions successives sur ce tendon.

---

1 De la main gauche, renvoyez les orteils en arrière puis, du pouce droit, exercez de petites pressions sur la zone réflexogène du PANCRÉAS (sur le pied gauche, elle s'étend en travers du pied).

2 Continuez en remontant le pouce droit. À mi-longueur du métatarsien (*voir page 41*), se trouvent la zone réflexogène de la SURRÉNALE et une partie de celle correspondant à l'ESTOMAC. Effectuez plusieurs passages.

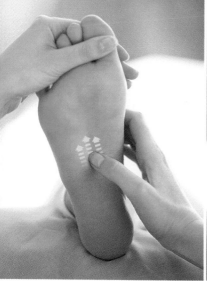

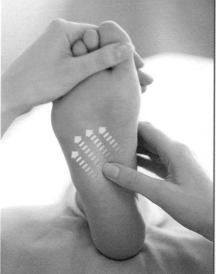

LOCALISATIONS DES ZONES RÉFLEXOGÈNES

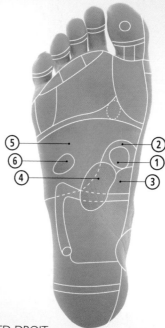

3 Repositionnez votre pouce droit en le plaçant sur la zone réflexogène du REIN, puis effectuez plusieurs passages en exerçant sur elle des pressions successives.

4 Ensuite, en partant de la zone réflexogène du REIN, effectuez une série de passages en diagonale sur celles du FOIE et de la VÉSICULE BILIAIRE.

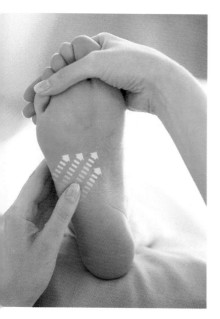

5 Changez de main. En partant de la ligne correspondant à la taille, avec le pouce gauche, exercez une autre série de pressions, en diagonale, mais dans l'autre sens, en suivant les flèches, pour manipuler les zones réflexogènes du FOIE et de la VÉSICULE BILIAIRE.

PIED DROIT

Les zones réflexogènes correspondant aux organes et glandes participant à l'excrétion, l'assimilation et la digestion se trouvent sur la voûte plantaire supérieure. Beaucoup se chevauchent (elles sont indiquées par des lignes en pointillé).

La zone réflexogène des SURRÉ-NALES ① est entourée par celle de l'ESTOMAC ②. Juste au-dessous, se trouve celle du PANCRÉAS ③. Voisine de cette dernière, est située celle du REIN ④, de forme caractéristique. Quant à la zone réflexogène du FOIE ⑤, très étendue, elle englobe celle de la VÉSICULE BILIAIRE ⑥.

Il faut noter que les zones réflexogènes de maints organes n'ont pas la même taille et n'occupent pas les mêmes positions sur les pieds gauche et droit. Ainsi, celle de l'estomac est plus étendue sur le pied gauche. En outre, celle de la vésicule biliaire ne se trouve que sur le pied droit, et celle de la rate uniquement sur le gauche (*Reportez-vous aux localisations des zones réflexogènes du pied gauche, page 17*).

RÉGALS : Va-et-vient latéral (*p. 68*) • Relaxation de la pointe du pied (*p. 71*) • Compression-poumon (*p. 70*)

PHASE 5

Manipulation de la voûte plantaire inférieure

Elle concerne les zones réflexogènes correspondant aux organes de la digestion et à ceux qui éliminent les déchets. Cette phase est destinée à faciliter un fonctionnement harmonieux de l'intestin grêle, du côlon et de la valvule iléocæcale.

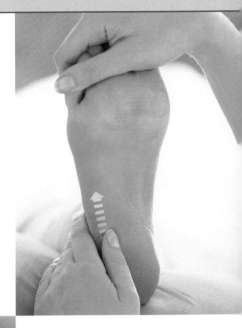

2 Ensuite, quittez la zone réflexogène de la VALVULE ILÉOCÆCALE et remontez vers celle du CÔLON. De la main droite, tirez les orteils en arrière puis, du pouce gauche, exercez des pressions sur la zone réflexogène du CÔLON ASCENDANT, puis sur celle du CÔLON TRANSVERSE.

1 Vous trouverez la zone réflexogène de la VALVULE ILÉOCÆCALE en faisant descendre votre main gauche le long du bord externe du pied, entre le cinquième métatarsien et le talon (*voir page 41*). Sentez-vous un creux sous vos doigts ? Le point-réflexe est situé au plus profond de celui-ci (*voir à gauche*). En vous servant de la pression-traction pouce plié, placez-vous sur ce point et reculez votre pouce vers l'extérieur, dans le sens de la flèche.

ZONES CIBLÉES

VALVULE ILÉOCÆCALE : Elle assure le transfert des matières non digérées de l'intestin grêle au côlon.

CÔLON : La réflexologie facilite le stockage et l'évacuation des déchets sous forme de matières fécales.

INTESTIN GRÊLE : La manipulation de sa zone réflexogène facilite son travail de dégradation des aliments.

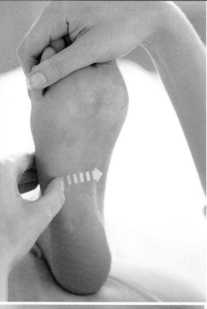

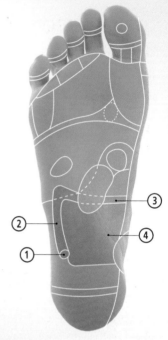

3 Repositionnez votre main en plaçant le pouce gauche sur la ligne coïncidant avec la taille, puis, avec lui, exercez des pressions successives sur la zone réflexogène du CÔLON TRANSVERSE, qui coïncide avec le travers du pied.

LOCALISATIONS DES ZONES RÉFLEXOGÈNES

PIED DROIT

Les zones réflexogènes correspondant à la partie inférieure de l'abdomen sont situées juste au-dessus de la pulpe du talon.

La zone réflexogène de la VALVULE ILÉOCÆCALE, très petite, se trouve juste au-dessus du talon, vers le bord externe ①. Celle du CÔLON remonte (côlon ascendant. ②) puis passe à l'horizontale (côlon transverse ③). La zone réflexogène correspondant à l'INTESTIN GRÊLE ④ est bordée par celle du côlon.

Le pied gauche ne comporte pas de zone réflexogène en rapport avec la valvule iléocæcale. Sur ce pied, celle du côlon adopte un profil différent : elle emprunte d'abord le travers du pied, se dirige ensuite vers le bas (côlon descendant) et plonge en oblique sur le bord externe (anse sigmoïde). (Reportez-vous aux localisations des zones réflexogènes du pied gauche, page 17).

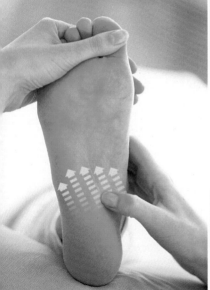

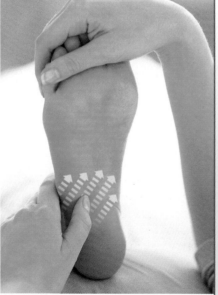

4 Changez de main : renvoyez les orteils en arrière avec la main gauche. Du pouce droit, remontez en diagonale en exerçant des pressions successives sur la zone réflexogène de l'INTESTIN GRÊLE en allégeant votre pression quand vous passez sur le tendon.

5 Pour traiter le CÔLON, changez de main et, du pouce gauche, exercez des pressions, en diagonale, sur la zone réflexogène de l'INTESTIN GRÊLE, mais en partant de l'extérieur du pied pour passer sur celle du CÔLON TRANSVERSE.

RÉGALS   Rotation d'un orteil (p. 72) • Traction (p.73) • Relaxation plantaire centrale (p.73)

PHASE 6

Manipulation de l'intérieur du pied

Cet enchaînement stimule les zones réflexogènes correspondant à la colonne vertébrale (rachis) – qui se projette sur toute la longueur de la face interne du pied – mais également celle de la vessie et le point qui, respectivement chez la femme et l'homme, est en rapport avec l'utérus et la prostate.

CIBLES TRAITÉES

UTÉRUS/PROSTATE : L'application des techniques réflexologiques vise à leur amélioration fonctionnelle chez la femme et l'homme.

RACHIS : Cette zone réflexogène occupe toute la longueur de l'intérieur du pied, telle une projection de la colonne vertébrale.

VESSIE : Cet organe recueille l'urine avant son excrétion.

COU et TRONC CÉRÉBRAL : Les manipulations réflexologiques en rapport avec eux ont pour but un effet relaxant.

---

1 Pour localiser avec précision la zone réflexogène de l'UTÉRUS et de la PROSTATE, placez l'extrémité de votre index droit au-dessus de la malléole et celle de votre annulaire sur l'angle postérieur du talon. Ensuite, placez votre médius pour qu'il soit aligné avec index et annulaire, à équidistance d'eux.

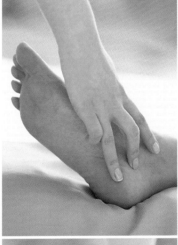

3 Maintenant, décrivez plusieurs cercles dans le sens inverse des aiguilles d'une montre.

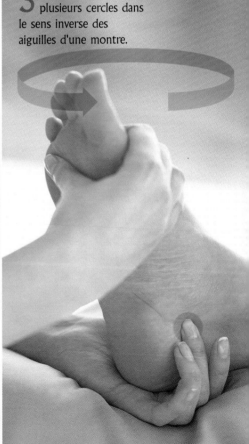

2 En coiffant le talon de votre paume gauche, placez le médius correspondant sur ce point réflexe. De la main droite, saisissez la pointe du pied et pratiquez la rotation sur un point en décrivant plusieurs fois un cercle dans le sens des aiguilles d'une montre.

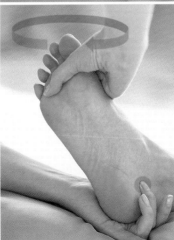

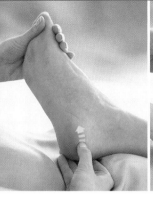 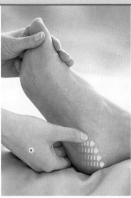 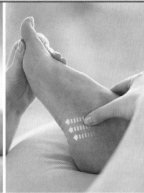

4 Avec la main gauche, immobilisez le pied puis, du pouce droit, pressez la zone réflexogène du COCCYX. Répétez.

5 Manipulez cette zone en profondeur : déplacez votre pouce droit sur le côté du talon et effectuez plusieurs passages.

6 Avec le même pouce, manipulez les zones réflexogènes de la VESSIE et du DOS : pressez plusieurs fois cette zone.

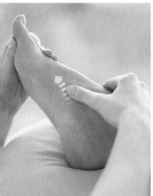 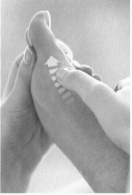 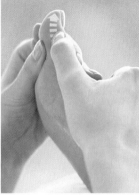

7 Déplacez à nouveau votre pouce droit. Exercez des pressions successives sur la zone réflexogène du DOS. Effectuez plusieurs passages.

8 Avec le pouce, exercez des pressions successives sur la zone réflexogène du DIA-PHRAGME, en effectuant plusieurs passages ascendants sur celle correspondant à la portion du RACHIS située entre les omoplates.

9 Pour manipuler les zones réflexogènes du COU et du TRONC CÉRÉBRAL, remontez le côté du gros orteil en exerçant des pressions du pouce. Là encore, effectuez plusieurs passages.

RÉGALS   Va-et-vient latéral (*p.68*) • Torsion-rachis (*p.69*) • Relaxation plantaire centrale (*p.73*)

LOCALISATIONS DES ZONES RÉFLEXOGÈNES

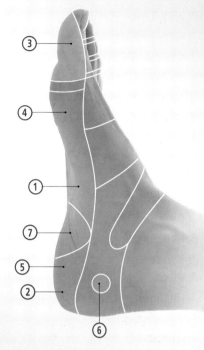

PIED DROIT

Les zones réflexogènes correspondant au rachis, aux organes sexuels et à la vessie sont situées sur la face interne du pied.

Toute la longueur de l'intérieur du pied est occupée par la zone réflexogène du RACHIS ①, celle du COCCYX coïncidant avec le talon ②, celles du COU et du TRONC CÉRÉBRAL étant localisées à l'extrémité du gros orteil ③. La zone de projection du DOS ④ se trouve juste au-dessus de la taille — rappelez-vous la ligne horizontale barrant le milieu du pied — et celle de la RÉGION LOMBAIRE, au-dessous ⑤. La zone réflexogène correspondant à l'UTÉRUS et à la PROSTATE se trouve au-dessous de la cheville, en oblique, vers le talon ⑥. Enfin, celle de la VESSIE est située à la verticale de la malléole ⑦ (en station debout).

Les localisations de ces zones réflexogènes sont identiques sur les deux pieds, celles du pied droit correspondant à la moitié droite du corps, celles du pied gauche à la moitié gauche.

PHASE 7

Manipulation du sommet des orteils

Cet enchaînement s'applique aux zones réflexogènes concernées par des activités musculo-squelettiques – caractérisées notamment par le fait de mâcher et tourner la tête – en rapport avec visage, sinus, cou, dents, mâchoires et gencives. Guidez-vous en vous concentrant sur le sommet de vos orteils. Pour stimuler et améliorer l'état des zones anatomiques précitées, manipulez ces points réflexes.

CIBLES TRAITÉES

VISAGE et SINUS : Ils commandent et coordonnent toute activité corporelle, aussi sont-ils un élément clé dans la séance de réflexologie.

COU : Fortement exposé aux tensions, il réagit bien à la réflexologie.

DENTS, MÂCHOIRES et GENCIVES : L'efficacité de ce système musculo-squelettique joue un rôle majeur dans la première phase de la digestion.

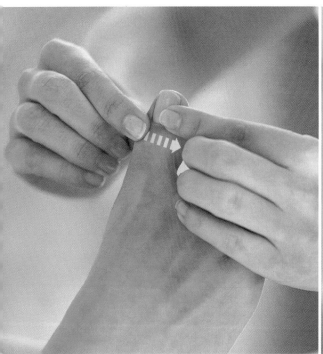

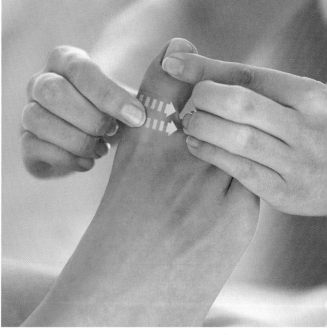

1 Immobilisez le gros orteil avec les extrémités des doigts et du pouce de la main gauche. Débutez au-dessous de l'ongle en exerçant des pressions successives avec l'index droit sur les zones réflexogènes du VISAGE et du SINUS. Effectuez plusieurs passages en travers du sommet de l'orteil.

2 Déplacez votre index droit vers le bas, puis exécutez une série de pressions – autour de la base du gros orteil – sur la zone réflexogène du COU.

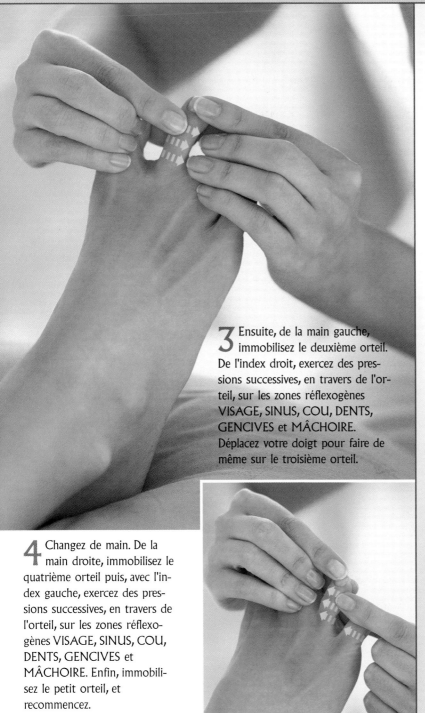

3 Ensuite, de la main gauche, immobilisez le deuxième orteil. De l'index droit, exercez des pressions successives, en travers de l'orteil, sur les zones réflexogènes VISAGE, SINUS, COU, DENTS, GENCIVES et MÂCHOIRE. Déplacez votre doigt pour faire de même sur le troisième orteil.

4 Changez de main. De la main droite, immobilisez le quatrième orteil puis, avec l'index gauche, exercez des pressions successives, en travers de l'orteil, sur les zones réflexogènes VISAGE, SINUS, COU, DENTS, GENCIVES et MÂCHOIRE. Enfin, immobilisez le petit orteil, et recommencez.

RÉGALS   Traction (p.73) • Rotation d'un orteil (p. 72) • Relaxation plantaire centrale (p. 73)

LOCALISATIONS DES ZONES RÉFLEXOGÈNES

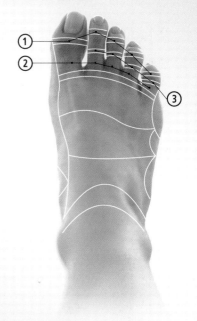

PIED DROIT

On peut considérer le sommet des orteils comme la projection du visage, des sinus, des dents, des mâchoires et des gencives, la zone réflexogène du cou coïncidant avec le dessus de l'articulation de chaque orteil sur le métatarsien.

La zone réflexogène du VISAGE et du SINUS est une bande coïncidant avec les articulations les plus proches des ongles ①. La portion charnue de chaque orteil au-dessous de la première articulation correspond au COU ②. Quant à l'articulation centrale d'un orteil, elle est en rapport avec DENTS, GENCIVES et MÂCHOIRE ③.

Les localisations de ces zones réflexogènes sont identiques sur les deux pieds, celles du pied droit correspondant à la moitié droite du corps, celles du pied gauche à la moitié gauche.

PHASE 8
Manipulation du dessus du pied

Ici, les zones réflexogènes correspondent aux régions corporelles participant à la respiration, la lactation et la reproduction. Les principales chevauchent également celles de la partie supérieure du tronc, si bien que la manipulation de ces points réflexes spécifiques relâche les tensions musculo-squelettiques siégeant dans la région haute du corps tout en stimulant et en améliorant le fonctionnement des principales zones traitées.

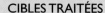

CIBLES TRAITÉES
THORAX et POUMONS : La réflexologie contribue à la fluidification des sécrétions bronchiques.
SEIN : La stimulation de cette zone réflexogène régule la lactation.
DOS : La manipulation de cette zone réflexogène relâche les tensions siégeant dans la partie supérieure du tronc.
ZONE LOMBAIRE : Ici, les pratiques réflexologiques diminuent l'intensité des douleurs.
GANGLIONS LYMPHATIQUES : La stimulation de cette zone contribue au drainage lymphatique et augmente l'immunité.
AINE et TROMPES DE FALLOPE : Ces zones réagissent bien à la réflexologie.

1 Pied tenu à la verticale avec la main gauche, dégagez le "sillon" empruntant le dessus du pied en écartant les orteils. En partant de la base du gros orteil, exercez des pressions successives de l'index droit sur le premier tronçon des zones réflexogènes POUMON, THORAX, SEIN et DOS. Ce faisant, vous sentirez la présence d'un os long (métatarsien) en descendant vers la taille.

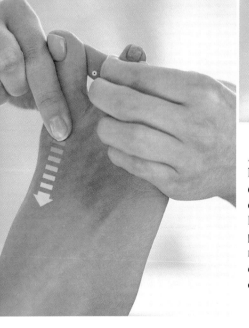

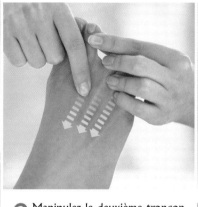

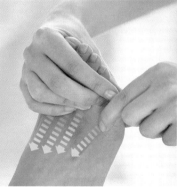

2 Manipulez le deuxième tronçon des zones réflexogènes POUMON, THORAX, SEIN et DOS en écartant les deuxième et troisième orteils en procédant comme en 1. Faites de même pour la zone comprise entre les troisième et quatrième orteils, ainsi que pour celle comprise entre les quatrième et cinquième orteils.

3 Maintenant, changez de main pour manipuler l'autre côté de chaque sillon. De la main droite, écartez les quatrième et cinquième orteils. Ensuite, avec l'index gauche, exercez des pressions successives. Procédez de même pour les autres sillons.

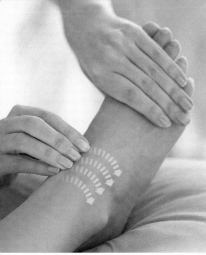

4 De la main gauche, immobilisez le pied, doigts sur le dessus de celui-ci (voir zone réflexogène du RACHIS). Avec quatre doigts de la main droite, exercez des pressions successives sur toute la zone réflexogène correspondant à la RÉGION LOMBAIRE.

LOCALISATIONS DES ZONES RÉFLEXOGÈNES

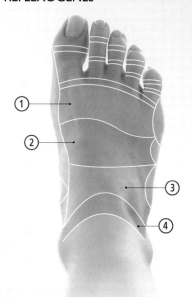

5 Maintenant, de la main droite, tenez le pied à la verticale. Puis, de la main gauche, exercez des pressions successives sur les zones réflexogènes correspondant aux TROMPES DE FALLOPE, aux GANGLIONS LYMPHATIQUES, et à l'AINE.

Ce geste peut être exécuté simultanément avec les deux pouces.

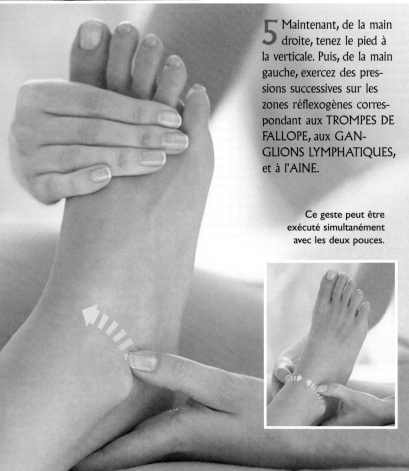

PIED DROIT

Le dessus du pied comprend plusieurs zones réflexogènes majeures formant des bandes transversales grossièrement parallèles.

Les zones réflexogènes correspondant aux POUMON, THORAX, SEIN et DOS couvrent une région étendue située au-dessous des orteils **①**. Celle coïncidant avec le reste du DOS forme une bande transversale **②**. Quant à celle de la RÉGION LOMBAIRE elle en constitue une autre **③**. Enfin, celles des TROMPES DE FALLOPE, GANGLIONS LYMPHATIQUES et AINE dessinent un croissant vert allant d'une malléole à l'autre **④**.

Les localisations de ces zones réflexogènes sont parfaitement identiques sur les deux pieds, celles du pied droit correspondant à la moitié droite du corps, celles du pied gauche à la moitié gauche.

RÉGALS : Compression-poumon (*p. 70*) • Relaxation de la pointe du pied (*p. 71*) • Rotation de la cheville (*p. 72*)

PHASE 9
Manipulation de l'extérieur du pied

Dans cette phase, les zones réflexogènes correspondent à plusieurs articulations, mais aussi à des membres et aux organes sexuels : hanche, nerf sciatique, genou, jambe, bras, coude, et ovaire ou testicule. Les manipulations réflexologiques en améliorent la fonctionnalité. Cet enchaînement comporte une série de régals destinés à détendre le pied ; il s'achève par une position de repos à visée respiratoire. Après avoir manipulé intégralement le pied gauche, passez au pied droit.

CIBLES TRAITÉES

NERF SCIATIQUE : Ce nerf emprunte la face postérieure de chaque jambe.

HANCHES, JAMBES et GENOUX : Les techniques réflexologiques en améliorent la mobilité.

BRAS et COUDES : Sujets à la raideur, le membre supérieur et son articulation centrale réagissent bien à la réflexologie.

OVAIRES et TESTICULES : L'amélioration de leur fonctionnalité passe par des séances réflexologiques régulières.

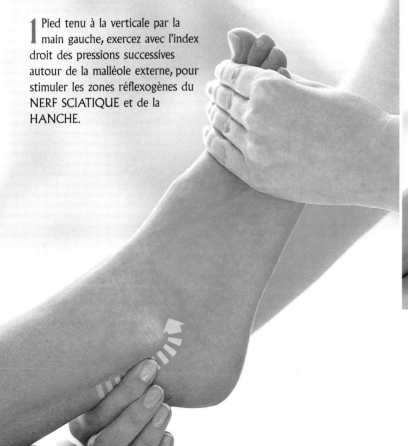

1 Pied tenu à la verticale par la main gauche, exercez avec l'index droit des pressions successives autour de la malléole externe, pour stimuler les zones réflexogènes du NERF SCIATIQUE et de la HANCHE.

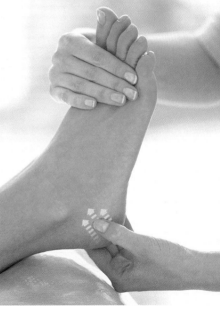

2 Changez de main ; immobilisez le pied avec la main droite. Puis, avec le pouce gauche, exercez des pressions sur la zone OVAIRE / TESTICULE.

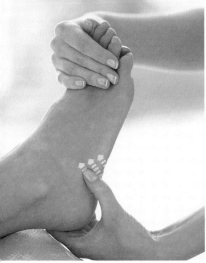

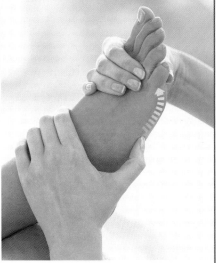

LOCALISATIONS DES ZONES
RÉFLEXOGÈNES

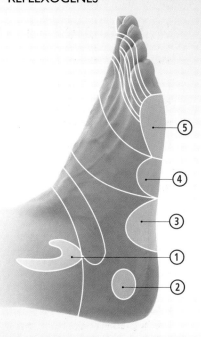

3 Ensuite, faites de même sur les zones réflexogènes du GENOU et de la JAMBE, à la faveur de plusieurs passages.

4 Déplacez votre main gauche. En partant des zones réflexogènes GENOU / JAMBE, exercez, avec le pouce, des pressions successives sur celles du COUDE et du BRAS.

RÉGALS   Va-et-vient latéral (*p. 68*) • Torsion-rachis (*p.69*)
          • Compression-poumon (*p.70*)! • Rotation cheville (*p. 72*)

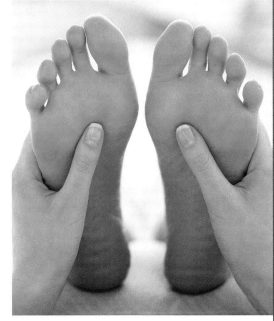

Respiration: Pouces placés sur la zone réflexogène du PLEXUS SOLAIRE de chaque pied, exercez une légère pression pendant que le sujet respire profondément trois fois.

PIED DROIT

Les zones réflexogènes en rapport avec les membres et les organes sexuels féminins et masculins sont situées sur le bord externe du pied.

Sur le côté inférieur de la malléole, se trouve la zone réflexogène de la HANCHE et du NERF SCIATIQUE ①. Non loin, celle correspondant à l'OVAIRE ou au TESTICULE est située sur le bord externe du talon ②. Sur la bordure du pied, et formant trois demi-cercles successifs, on trouve, vers l'extrémité du pied, celle du GENOU et de la JAMBE ③; celle du COUDE ④ et, enfin, sur la pulpe du petit orteil, celle du BRAS ⑤.

Les localisations de ces zones réflexogènes sont identiques sur les deux pieds, celles du pied droit correspondant à la moitié droite du corps, celles du pied gauche à la moitié gauche.

PHASE 10
Manipulation du pied gauche

Après avoir manipulé le pied droit, passez au pied gauche. Les pages suivantes forment un résumé qui présente l'enchaînement des différents gestes à exécuter. Quand vous aurez assimilé le mode d'application des techniques à chaque zone réflexogène, vous pourrez consulter ce résumé d'un coup d'œil ; il vous rappellera dans quel ordre elles se succèdent.

PHASE I	HYPOPHYSE	THYROÏDE ET PARATHYROÏDE	THYROÏDE ET PARATHYROÏ[...]
Manipulation du dessous des orteils	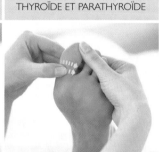		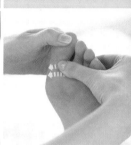

TÊTE, CERVEAU ET COU	RÉGALS VA-ET-VIENT LATÉRAL	COMPRESSION-POULMON	ROTATION D'UN ORTEIL
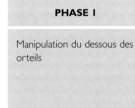 Remontez vers le gros orteil en manipulant centre et côté gauche de chaque orteil, dans le sens des flèches	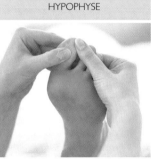	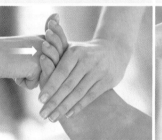	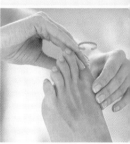

OREILLE INTERNE	OREILLE	RÉGALS VA-ET-VIENT LATÉRAL	COMPRESSION-POUMON
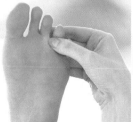	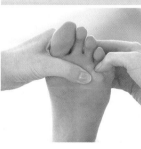	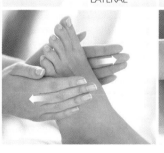	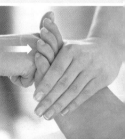

VA-ET-VIENT LATÉRAL	TORSION-RACHIS	COMPRESSION-POUMON	ROTATION D'UN ORTEIL

TÊTE, CERVEAU ET COU | TÊTE, CERVEAU ET COU | TÊTE, CERVEAU ET COU | TÊTE, CERVEAU ET COU

Répétez l'enchaînement, dans le sens des flèches, sur chaque orteil, du gros au petit, sur côté droit et centre

Ensuite, changez de main, puis manipulez centre et côté gauche de chaque orteil, dans le sens des flèches

PHASE 2

nipulation de la base des
eils

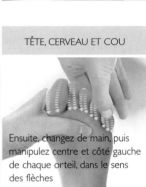

ŒIL, OREILLE ET OREILLE INTERNE | ŒIL, OREILLE ET OREILLE INTERNE | ŒIL

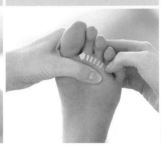

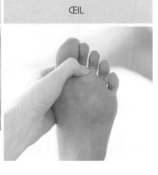

AXATION POINTE DU PIED

PHASE 3

Manipulation de la pointe du pied

CŒUR ET THORAX | PLEXUS SOLAIRE

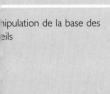

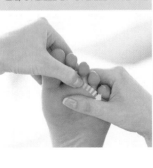

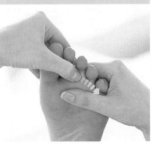

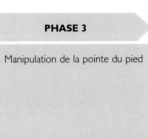

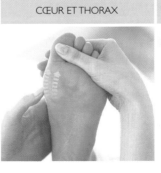

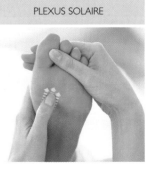

| POUMON, THORAX ET DOS | POUMON, THORAX ET DOS | ÉPAULE | RÉGALS | VA-ET-VIENT LATÉRAL |

| SURRÉNALE ET ESTOMAC | REIN | FOIE ET RATE | FOIE ET RATE |

| CÔLON TRANSVERSE | CÔLON DESCENDANT | ANSE SIGMOÏDE | INTESTIN GRÊLE |

| PHASE 6 | UTÉRUS/PROSTATE | UTÉRUS/PROSTATE | UTÉRUS/PROSTATE |

Manipulation de l'intérieur du pied

| COMPRESSION (POUMON) | RELAXATION POINTE DU PIED | **PHASE 4** | PANCRÉAS |

Manipulation de la voûte plantaire supérieure

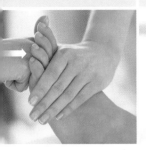 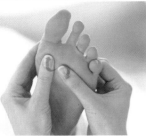 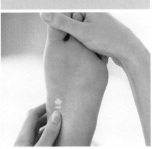

| ÉGALS | VA-ET-VIENT LATÉRAL | RELAXATION POINTE DU PIED | COMPRESSION-POUMON | **PHASE 5** |

Manipulation de la voûte plantaire inférieure

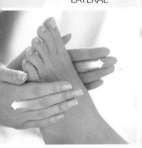 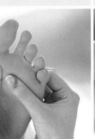 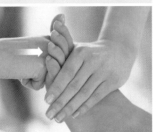

| INTESTIN GRÊLE | RÉGALS | ROTATION D'UN ORTEIL | TRACTION | RELAXATION PLANTAIRE CENTRALE |

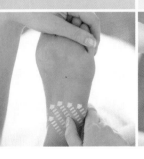 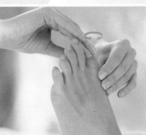 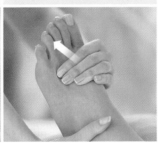 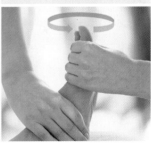

| COCCYX | COCCYX | ZONE LOMBAIRE ET VESSIE | RELAXATION RACHIS MÉDIAN |

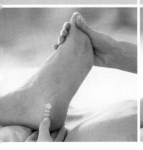 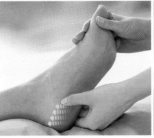 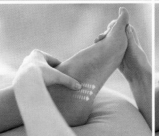 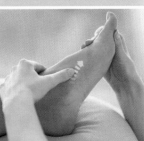

ESPACE ENTRE ÉPAULES	COU	RÉGALS VA-ET-VIENT LATÉRAL	TORSION-RACHIS

VISAGE, SINUS, COU, DENTS ET MÂCHOIRE	VISAGE, SINUS, COU, DENTS ET MÂCHOIRE	RÉGALS TRACTION	ROTATION D'UN ORTEIL

Répétez l'enchaînement sur chaque orteil

ZONE LOMBAIRE	GANGLIONS LYMPHATIQUES, AINE ET TROMPES DE FALLOPE	RÉGALS COMPRESSION (POUMON)	RELAXATION POINTE DU PIE

GENOU ET JAMBE	COUDE ET BRAS	RÉGALS VA-ET-VIENT LATÉRAL	TORSION-RACHIS

| AXATION RACHIS MÉDIAN | **PHASE 7** | TÊTE ET CERVEAU | COU |

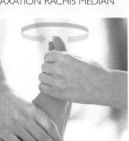

Manipulation du sommet des orteils

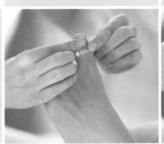

| AXATION RACHIS MÉDIAN | **PHASE 8** | POUMON THORAX ET SEIN | POUMON, THORAX SEIN |

Manipulation du sommet du pied

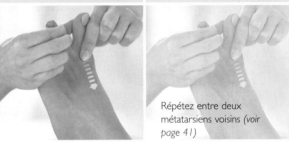

Répétez entre deux métatarsiens voisins (*voir page 41*)

| ROTATION CHEVILLE | **PHASE 9** | HANCHE ET NERF SCIATIQUE | OVAIRE/TESTICULE |

Manipulation de l'extérieur du pied

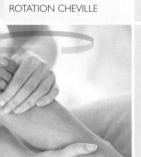

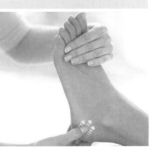

| COMPRESSION-POUMON | ROTATION CHEVILLE | RESPIRATION |

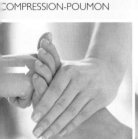

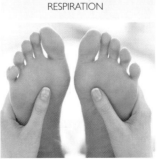

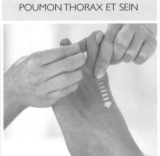

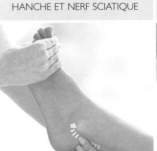

LES « RÉGALS » DE LA MAIN

En réflexologie, plusieurs techniques – la traction digitale, la manipulation des doigts, la bascule palmaire et l'étirement de la main – permettent de détendre et mobiliser cette extrémité. On les utilise avant et après les séances, mais aussi pendant pour passer d'un enchaînement à l'autre. Certaines font appel à la pression du pouce, aussi n'hésitez pas à pratiquer cette manipulation de base décrite au-début de ce chapitre *(voir page 62)*.

(voir page 62)

NOTES PRATIQUES

Les mains jouent les mêmes rôles respectifs qu'en réflexologie du pied : l'une immobilise la main traitée ou tend les doigts en arrière pour offrir à l'autre une surface de travail uniforme pendant les manipulations.

Veillez à ne pas abuser de ces régals en mobilisant les articulations au-delà de ce qu'elles peuvent supporter sans gêne.

Traction digitale

Cette technique est une manière commode de relaxer non seulement les doigts, mais toute la main. En effet, toute la journée, ces extrémités sont soumises à la compression. Cette légère traction délie les articulations et limite la compression.

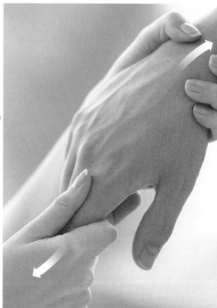

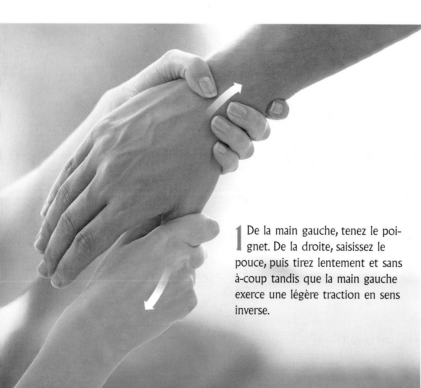

1 De la main gauche, tenez le poignet. De la droite, saisissez le pouce, puis tirez lentement et sans à-coup tandis que la main gauche exerce une légère traction en sens inverse.

2 Modifiez légèrement la position de votre main gauche (*voir ci-dessus*), puis procédez de même sur l'index et les autres doigts de la main droite.

Va-et-vient digital latéral

Ici, l'objectif est de mobiliser les articulations autrement que de coutume : la main gauche imprime un léger mouvement latéral à la phalange, tandis que la droite immobilise le doigt.

1 De la main droite, saisissez le pouce à hauteur de l'articulation proche de la main (*voir à droite*), et immobilisez-le. De la gauche, imprimez un léger mouvement latéral à l'articulation située près de l'ongle. Recommencez plusieurs fois.

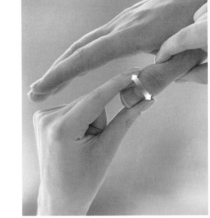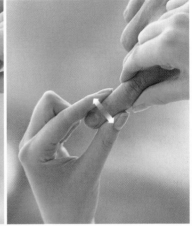

2 Répétez cette manipulation sur les autres doigts, à partir de l'index.

Manipulation des doigts

Elle consiste à étirer les cinq doigts. Tout en immobilisant la main droite, de l'autre, exercez des pressions successives pour obtenir un étirement prononcé, mais supportable. Poignet en position basse pour laisser agir la pesanteur, étirez l'intérieur du pouce à traiter, limitant ainsi l'effort de la main gauche.

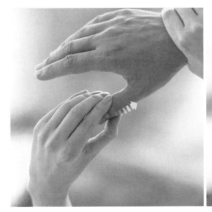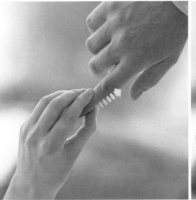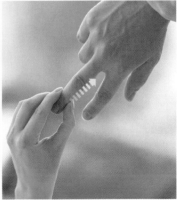

1 Placez les doigts de la main gauche comme indiqué (*voir ci-dessus*). Exercez plusieurs pressions du pouce sur l'extérieur de celui qui est traité tout en étirant l'intérieur de ce doigt. Ciblez l'articulation.

2 Ensuite, passez à l'index en plaçant votre pouce sur le côté de ce doigt. Exercez des pressions du pouce sur l'extérieur de ce doigt tout en étirant l'intérieur. Recommencez plusieurs fois.

3 Répétez plusieurs fois cette manipulation sur chacun des autres doigts.

Bascule palmaire

Ce régal imprime un mouvement rythmique aux longs os (métacarpiens) de la main en les faisant basculer alternativement, ce qui la détend et la rend plus réceptive au travail réflexologique.

1 De vos deux mains, saisissez celle à traiter (*voir à droite*). Avec la pulpe du pouce droit, exercez une pression tout en exerçant une traction avec la pulpe de l'index gauche. Ensuite, appuyez du pouce gauche et tirez avec l'index droit. Recommencez plusieurs fois.

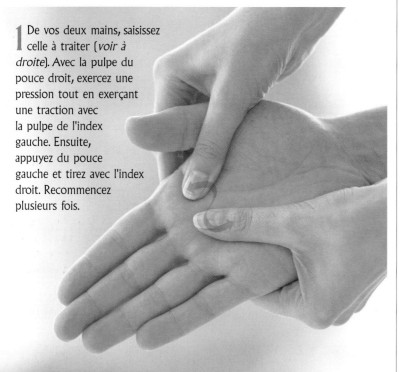

2 Reprenez cet enchaînement sur les autres os longs de la main (*voir page 41*).

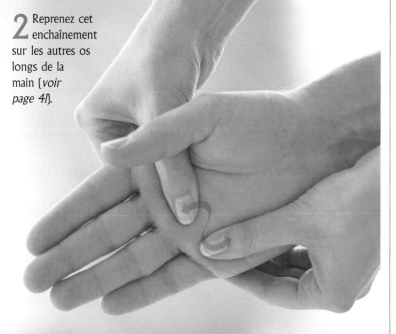

Étirement main

En étirant les paumes, ce régal induit une sensation de détente dans toute la main.

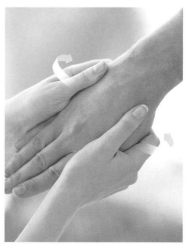

1 Saisissez la main, et faites pivoter vos poignets vers l'extérieur, vos doigts comprimant ainsi la paume.

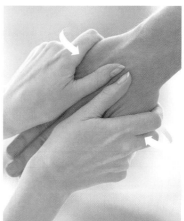

2 Exécutez le mouvement inverse en tournant vos poignets vers l'intérieur, vos paumes comprimant le dessus de la main. Répétez plusieurs fois ces deux mouvements alternés.

Mobilisation palmaire — 1

Elle ressemble à la torsion des mains. Comme la bascule palmaire (voir page précédente), elle mobilise les os longs pour faciliter la relaxation.

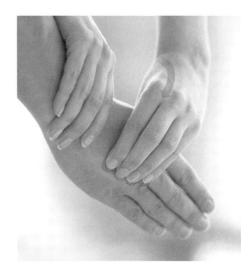

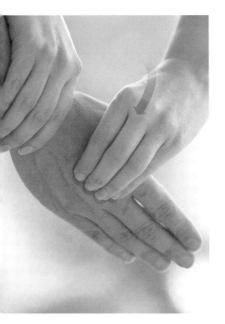

1 De la main droite, immobilisez le poignet (*voir à gauche*). Des doigts de la main gauche, pressez doucement l'os long du médius, visible sur le dos de la main traitée. Ce faisant, exécutez un mouvement de torsion contraire en relevant votre pouce, et revenez à la position de départ. Répétez plusieurs fois.

2 Passez à l'os long de l'annulaire. Des doigts de la main gauche, pressez-le doucement tout en relevant votre pouce. Revenez à la position de départ et recommencez plusieurs fois. Faites de même sur les autres métacarpiens.

Mobilisation palmaire — 2

Elle mobilise de façon différente les os longs de la main en imprimant un mouvement à l'autre côté de la paume.

1 De la main doite, immobilisez le poignet (*voir ci-contre*). Pouce gauche sur le dessus de la main, à hauteur de la première articulation de l'index, appuyez avec celui-ci tout en relevant votre main pour tordre l'extérieur de la paume vers le haut. Revenez à la position de départ, et répétez plusieurs fois.

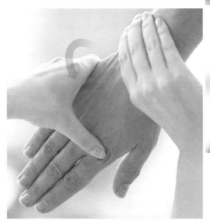

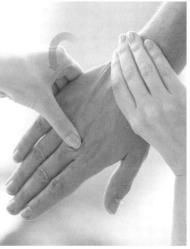

2 Recommencez plusieurs fois sur chacune des articulations du dos de la main situées à la base des doigts.

PHASE 1

Manipulation des cinq doigts

Cet enchaînement concerne les zones réflexogènes dont la stimulation améliore le fonctionnement des régions de l'organisme avec lesquelles elles sont en rapport – cerveau, thyroïde, parathyroïde, hypophyse, sinus – et qui commandent nombre de fonctions. Avant de commencer, veillez à ce que la main ne présente aucune zone lésionnelle à éviter, puis passez aux régals.

RÉGALS. Traction digitale (*p.98*) • Va-et-vient digital latéral (*p.99*) • Manipulation des doigts (*p.99*) • Étirement main (*p.100*)

CIBLES TRAITÉES

HYPOPHYSE : Elle régule l'activité endocrinienne concernant notamment la croissance et le métabolisme.

COU : Très exposé aux tensions, il réagit bien à la réflexologie.

THYROÏDE et PARATHYROÏDE : Elles régissent le métabolisme (notamment calorique), la croissance et la calcémie. La stimulation de leurs zones réflexogènes améliore leur fonctionnement.

TÊTE et CERVEAU : D'eux dépend la coordination de toute activité corporelle, aussi jouent-ils un rôle clé en réflexologie.

SINUS : La réflexologie a pour but d'assurer ou rétablir la ventilation de ces cavités.

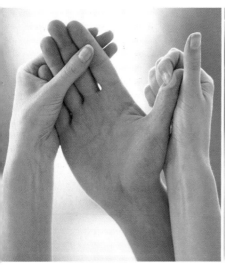

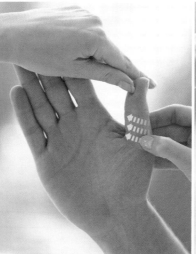

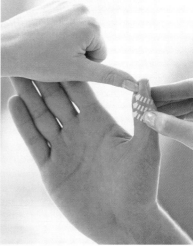

1 De la main gauche, immobilisez la main et renvoyez les doigts en arrière, ensuite, stimulez la zone réflexogène de l'HYPOPHYSE en exerçant, de l'index droit, des pressions successives sur le centre du pouce.

2 Maintenant, immobilisez le pouce avec la main gauche et, en partant de la base du pouce, exercez plusieurs fois des pressions successives du pouce droit sur les zones réflexogènes suivantes : THYROÏDE / PARATHYROÏDE et COU.

3 Ensuite, en appliquant la même technique, effectuez plusieurs passages sur le tronçon du pouce situé au-dessous de l'ongle, pour stimuler les zones réflexogènes en rapport avec la TÊTE, le SINUS et le CERVEAU.

4 De la main droite, immobilisez les doigts comme indiqué puis, du pouce gauche, exercez plusieurs fois des pressions successives sur les zones réflexogènes COU, TÊTE, SINUS et CERVEAU, et cela dans le travers de l'index.

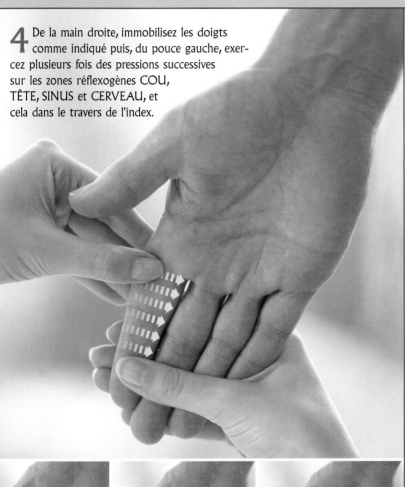

LOCALISATIONS DES ZONES RÉFLEXOGÈNES

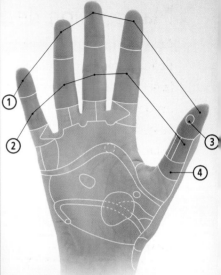

MAIN DROITE

La stimulation des zones réflexogènes situées sur les cinq doigts cible les régions de la tête et du cou.

Les zones réflexogènes correspondant à la TÊTE, au CERVEAU et aux SINUS ① coïncident avec l'extrémité de chaque doigt. Vient ensuite la partie charnue de la deuxième phalange, qui coïncide avec celle du COU ②. Outre qu'il possède des zones réflexogènes de localisations identiques aux précédentes, le pouce en présente deux autres : celle de l'HYPOPHYSE, placée au centre de la pulpe ③, et celle du couple THYROÏDE/PARATHYROÏDE, située à sa base ④.

Les localisations de ces zones réflexogènes sont identiques sur les deux mains, celles de la main droite correspondant à la moitié droite du corps, celles de la main gauche à la moitié gauche.

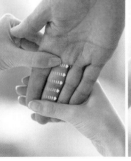
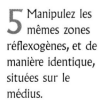

5 Manipulez les mêmes zones réflexogènes, et de manière identique, situées sur le médius.

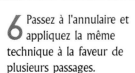

6 Passez à l'annulaire et appliquez la même technique à la faveur de plusieurs passages.

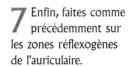

7 Enfin, faites comme précédemment sur les zones réflexogènes de l'auriculaire.

RÉGALS   Traction digitale (p. 98) • Va-et-vient digital latéral (p. 99)! • Manipulation des doigts (p. 99) • Étirement main (p. 100)

PHASE 2

Manipulation du pouce et de la pelote palmaire

Les zones réflexogènes impliquées dans cet enchaînement correspondent aux organes sécréteurs de substances participant à la digestion, à la production d'énergie, au bilan hydrique, et partiellement responsables de l'épuration du sang. Leur manipulation améliore le fonctionnement des organes en rapport avec elles. Modulez la force de votre pression selon la sensibilité du sujet.

CIBLES TRAITÉES

SURRÉNALES : Leur manipulation contribue à la régulation des taux hormonaux (adrénaline).

PANCRÉAS : Il stabilise la glycémie.

ESTOMAC : Vous faciliterez la digestion en manipulant la zone réflexogène correspondante.

DOS : La manipulation de cette zone relâche les tensions siégeant dans le partie supérieure du tronc.

REINS : Ils filtrent les liquides sanguins en vue de l'élimination ou de l'assimilation.

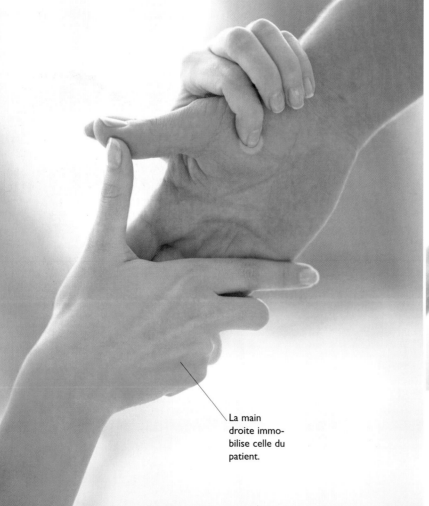

La main droite immobilise celle du patient.

1 De la main droite, tendez en arrière les cinq doigts de la main manipulée. Vous trouverez la zone réflexogène de la SURRÉNALE en plaçant l'extrémité de votre index gauche au centre de la pelote palmaire, à mi-longueur du métacarpe (au-dessous du pouce) ; elle se manifestera par une réaction due à la sensibilité. Exercez des pressions successives.

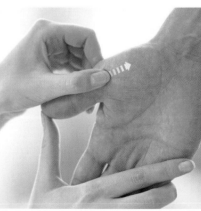

2 Ensuite, du pouce gauche, exercez des pressions successives pour stimuler la zone réflexogène du PANCRÉAS.

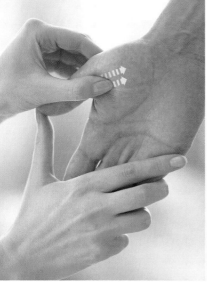

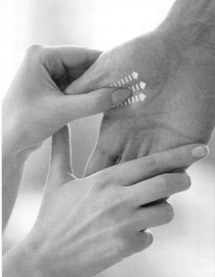

LOCALISATIONS DES ZONES RÉFLEXOGÈNES

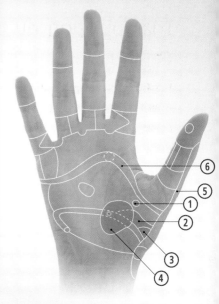

3 Continuez en déplaçant votre pouce gauche pour, de la même manière, effectuer plusieurs passages sur la zone réflexogène de l'ESTOMAC.

4 Pour stimuler les zones réflexogènes du DOS et du REIN, placez votre pouce gauche au sommet de l'angle formé par le pouce et l'index de la main manipulée, puis effectuez plusieurs passages en direction du poignet en utilisant la même technique.

MAIN DROITE

La manipulation des zones réflexogènes situées au centre de la paume et sur sa pelote cible beaucoup d'organes, mais également le dos.

Les zones réflexogènes en rapport avec la SURRÉNALE ①, l'ESTOMAC ②, le PANCRÉAS ③ et le REIN ④ sont groupées comme ces organes le sont dans le corps. Celle correspondant au DOS ⑤ se trouve sur le bord externe de la paume, au-dessus de celle du DIAPHRAGME ⑥.

5 Maintenant, pour stimuler en profondeur la zone réflexogène du REIN, placez pouce et index gauches sur les deux côtés de la main traitée, et accentuez votre pression pendant quelques secondes. Relâchez votre pression et recommencez. Cherchez la zone la plus sensible, et appuyez en modulant votre effort selon les réactions du sujet.

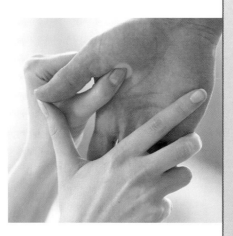

Les localisations de ces zones réflexogènes sont identiques sur les deux mains, celles de la main droite correspondant à la moitié droite du corps, celles de la main gauche à la moitié gauche, sauf en ce qui concerne celles de l'estomac et du pancréas, qui sont beaucoup plus petites sur la main droite que sur la main gauche.

RÉGALS   Traction digitale (*p.98*) • Étirement de la main (*p. 100*) • Mobilisation palmaire 1 (*p. 101*)

PHASE 3

Manipulation de la zone palmaire supérieure

Cet enchaînement concerne des zones réflexogènes en rapport avec des organes et des régions anatomiques fournissant au corps oxygène et sang, mais faisant également partie intégrante de la structure musculo-squelettique dorsale et thoracique. Il porte sur la manipulation des zones réflexogènes de l'œil, de l'oreille interne et de l'oreille, situées au-dessus de celles en relation avec les épaules.

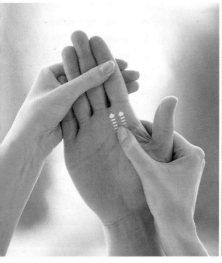

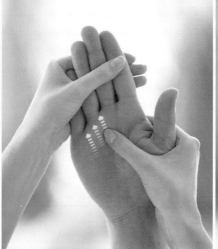

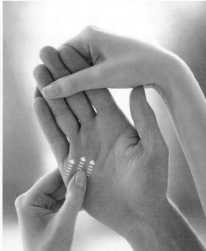

1 Du pouce droit, exercez une série de pressions sur la zone réflexogène du CŒUR, située à la base du pouce traité puis, partant de celle du DIAPHRAGME, procédez de même sur celles du THORAX, du POUMON et du DOS.

2 Passez à la nouvelle portion de la zone réflexogène du THORAX, du POUMON et du DOS en appliquant la même technique qu'en 1.

3 Changez de main. De la main droite, tendez les doigts en arrière et, du pouce gauche, exercez des pressions successives, comme indiqué. Partez de la zone réflexogène du DIAPHRAGME et remontez vers celle de l'ÉPAULE.

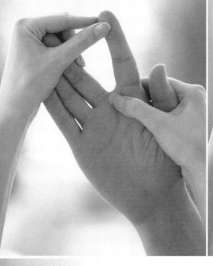

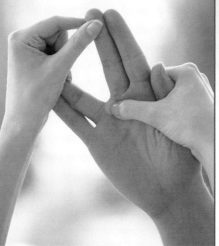

LOCALISATIONS DES ZONES RÉFLEXOGÈNES

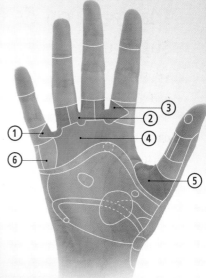

4 Pour manipuler la zone réflexogène de l'ŒIL, écartez index et médius de la main gauche. Placez pouce et index droits de façon à pincer légèrement la base de l'angle formé par l'index et le médius de la main traitée, cela plusieurs fois.

5 Placez pouce et index droits à la base de l'angle formé par le médius et l'annulaire de la main traitée, puis pincez légèrement plusieurs fois.

MAIN DROITE

La manipulation de la zone palmaire supérieure cible trois groupes de zones réflexogènes : celles des yeux et des oreilles ; celles du thorax, des poumons et du cœur ; enfin, celles des épaules et du dos.

Les zones réflexogènes de l'OREILLE ①, de l'OREILLE INTERNE ② et de l'ŒIL ③ sont situées respectivement entre index et médius, médius et annulaire, enfin entre annulaire et auriculaire. Celles du THORAX, du POUMON et du DOS forment une large bande couvrant le sommet de la paume ④. Sur le schéma, ces trois zones se confondent mais, tout comme le dos est situé derrière les poumons, sa zone réflexogène se trouve en fait "derrière" celles du poumon et du thorax. Quant à celle du CŒUR, elle se trouve à la base du pouce ⑤, et celle de l'ÉPAULE à la base de l'auriculaire ⑥.

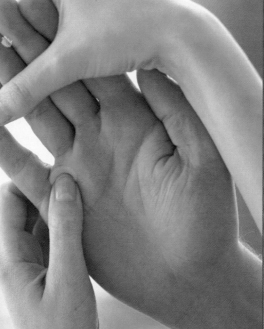

6 Changez de main pour vous placer sur la zone réflexogène de l'OREILLE. Du pouce et de l'index gauches, pincez plusieurs fois la base de l'angle formé par l'annulaire et l'auriculaire.

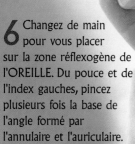

Les localisations de ces zones réflexogènes sont identiques sur les deux mains, celles de la main droite correspondant à la moitié droite du corps, celles de la main gauche à la moitié gauche.

RÉGALS   Bascule palmaire (*p. 100*) • Étirement main (*p. 100*)! • Mobilisation palmaire 1 (*p. 101*)

PHASE 4

Manipulation des portions palmaires centrale et inférieure

Cet enchaînement porte principalement sur les zones réflexogènes en rapport avec la digestion et l'élimination des déchets. Elles correspondent au foie, à la vésicule biliaire, au côlon et à l'intestin grêle. Cette partie de la main coïncide avec la zone réflexogène du bras, située juste au-dessous de l'auriculaire.

CIBLES TRAITÉES

FOIE et VÉSICULE BILIAIRE : La réflexologie aide ces organes à réguler les taux de substances présentes dans le sang, éliminant ainsi certains corps indésirables.

BRAS : Sujets aux raideurs, ces membres réagissent bien à la réflexologie.

CÔLON : La réflexologie facilite le stokage et l'évacuation des déchets sous forme de matières fécales.

INTESTIN GRÊLE : La manipulation de sa zone réflexogène favorise son travail de dégradation des aliments.

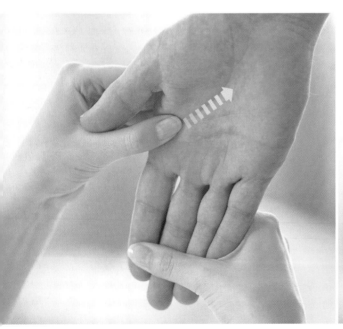

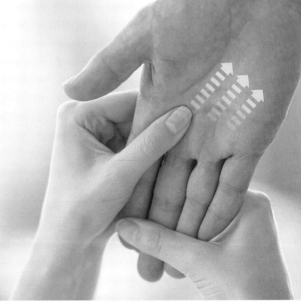

1 Pour manipuler les zones réflexogènes du FOIE et de la VÉSICULE BILIAIRE, immobilisez l'extrémité traitée avec la main droite. Puis, partant de la zone réflexogène du DIAPHRAGME, avec le pouce gauche, exercez de petites pressions successives dans le sens indiqué.

2 Après avoir déplacé votre pouce gauche vers la droite, continuez à manipuler les zones réflexogènes du FOIE et de la VÉSICULE BILIAIRE à la faveur de plusieurs passages.

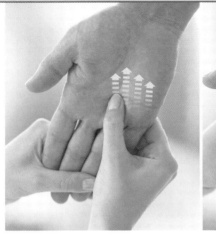

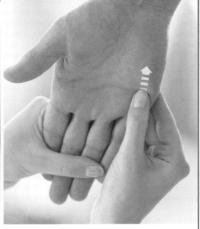

3 Pour continuer à manipuler ces zones réflexogènes, immobilisez la main traitée avec les doigts de la main gauche et, du pouce droit, effectuez plusieurs passages en utilisant la même technique.

4 Ensuite, placez pouce et index droits de façon à exercer des pressions successives sur la partie charnue de l'extérieure de la main traitée – zone réflexogène du BRAS. Déplacez votre pouce et continuez en remontant vers le poignet.

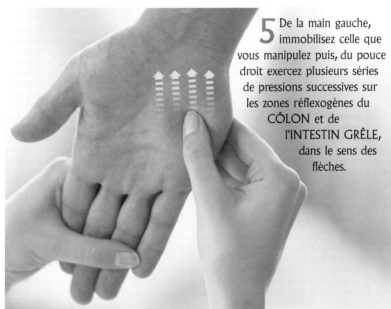

5 De la main gauche, immobilisez celle que vous manipulez puis, du pouce droit exercez plusieurs séries de pressions successives sur les zones réflexogènes du CÔLON et de l'INTESTIN GRÊLE, dans le sens des flèches.

RÉGALS   Traction digitale (*p. 98*) • Étirement main (*p.100*) • Mobilisation palmaire 1 (*p. 101*)

LOCALISATIONS DES ZONES RÉFLEXOGÈNES

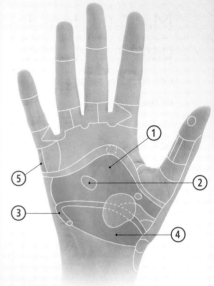

MAIN DROITE

La manipulation des zones réflexogènes coïncidant avec les parties charnues de la paume et avec celles avoisinant le poignet cible surtout les organes de l'appareil digestif.

La grande zone correspondant au FOIE forme un "chapeau de gendarme" couvrant le travers de la paume ①, englobant celle de la VÉSICULE BILIAIRE ②. La zone réflexogène du CÔLON, située à la base de la paume ③, borde celle de l'INTESTIN GRÊLE, moins étendue, placée au-dessous ④. Quant à celle du BRAS, elle se trouve juste au-dessous de l'auriculaire ⑤.

D'ordinaire, les localisations des zones réflexogènes sont identiques sur les deux mains. Toutefois, celles du foie et de la vésicule biliaire ne sont présentes que sur la main droite. Sur la main gauche, celle de la rate coïncide à peu près avec celle de la vésicule biliaire sur la main droite. Les différents segments du côlon se projettent sur les mains comme ils le font sur les pieds (*voir page 83*).

PHASE 5

Manipulation du côté du pouce et du dessus des doigts

Cet enchaînement ne résorbe pas seulement les tensions musculaires affectant la colonne vertébrale (rachis) ; il calme également les douleurs associées, aussi manipulez la zone réflexogène correspondante située sur le côté du pouce. Faites de même pour celles qui se trouvent sur le dessus des cinq doigts et qui sont en rapport avec rachis, tête, sinus, cou, dents, gencives et mâchoires.

1 Pour manipuler le RACHIS, immobilisez les doigts avec la main gauche, comme indiqué. Du pouce droit, débutez en exerçant des pressions successives sur la zone réflexogène du COCCYX, puis remontez le côté osseux de la main, vers celle du rachis médian. Effectuez plusieurs passages.

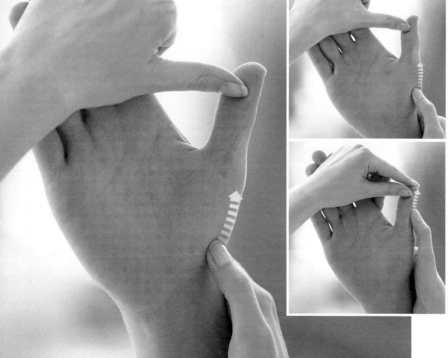

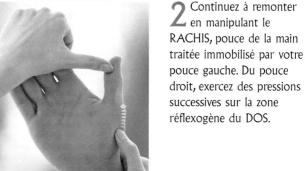

2 Continuez à remonter en manipulant le RACHIS, pouce de la main traitée immobilisé par votre pouce gauche. Du pouce droit, exercez des pressions successives sur la zone réflexogène du DOS.

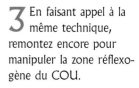

3 En faisant appel à la même technique, remontez encore pour manipuler la zone réflexogène du COU.

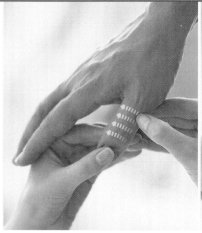

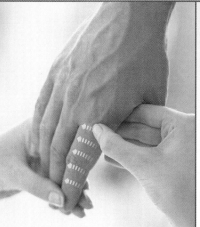

LOCALISATIONS DES ZONES RÉFLEXOGÈNES

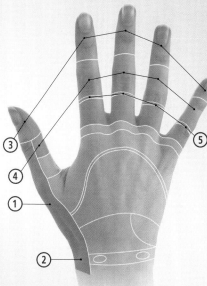

4 Les zones réflexogènes TÊTE, CERVEAU, SINUS, COU, DENTS, GENCIVES et MÂCHOIRES se manipulent en immobilisant le pouce avec la main gauche, tandis que le pouce droit effectue plusieurs passages en exerçant des pressions successives transversales.

5 Pour stimuler le tronçon suivant de ces zones réflexogènes, passez à l'index, immobilisé par votre main gauche puis, du pouce droit, exercez des pressions successives. Recommencez plusieurs fois.

MAIN DROITE

La manipulation du dessus des doigts et du côté du pouce cible la colonne vertébrale ainsi que les éléments anatomiques du visage et de la tête.

Projection de la colonne vertébrale sur la main, la zone réflexogène du RACHIS descend le long du côté externe du pouce ①, celle du COCCYX se trouvant à sa base, au niveau du poignet ②. Celles correspondant à la TÊTE, au CERVEAU et aux SINUS occupent toutes la même position, c'est-à-dire l'espace compris entre l'extrémité et la première articulation de chaque doigt ③. Au-dessous – là encore sur chacun des cinq doigts – se trouve celle du COU ④. Enfin, la zone réflexogène des DENTS, GENCIVES et MÂCHOIRES correspond à une très étroite bande coïncidant avec la deuxième articulation de chaque doigt (en partant de la paume) ⑤.

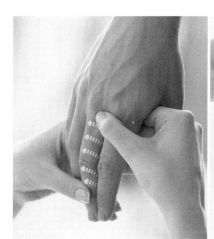

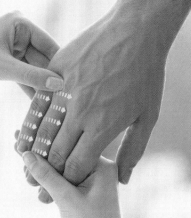

6 Sur le médius, immobilisé par votre main gauche, manipulez le tronçon suivant des zones réflexogènes TÊTE, CERVEAU, SINUS, COU, DENTS, MÂCHOIRES et GENCIVES en utilisant la même technique.

7 Pour stimuler ces mêmes zones réflexogènes sur l'auriculaire et l'annulaire, changez de main avant d'exercer, avec le pouce gauche, des pressions successives comme indiqué par les flèches.

Les localisations de ces zones réflexogènes sont identiques sur les deux mains, celles de la main droite correspondant à la moitié droite du corps, celles de la main gauche à la moitié gauche.

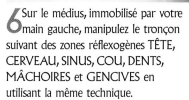

RÉGALS   Bascule palmaire • Étirement main (*p. 100*) • Mobilisation palmaire 1 (*p. 101*)

PHASE 6
Manipulation du dessus de la main

Ici, les manipulations concernent les zones réflexogènes de latéralité droite en rapport avec respiration, lactation, travail cardiaque et système musculo-squelettique du tronc : poumon, thorax, sein, région lombaire, ganglions lymphatiques, aine, genou, jambe, ovaire ou testicule. Elles stimulent et améliorent la fonctionnalité de ces zones corporelles.

CIBLES TRAITÉES

THORAX et POUMONS : La stimulation de leurs zones réflexogènes contribue à développer le thorax et à dégager les voies respiratoires inférieures.

SEIN : La réflexologie permet de réguler la lactation chez les femmes allaitant au sein.

DOS et RÉGION LOMBAIRE : La manipulation de ces zones réflexogènes atténue les dorsalgies.

GANGLIONS LYMPHATIQUES, TROMPES DE FALLOPE et AINE : Ces zones réagissent bien à la réflexologie.

OVAIRES/TESTICULES : L'amélioration de leur fonctionnalité passe par des séances de réflexologie régulières.

UTÉRUS/PROSTATE : L'application des techniques réflexologiques vise à leur amélioration fonctionnelle chez la femme ou l'homme.

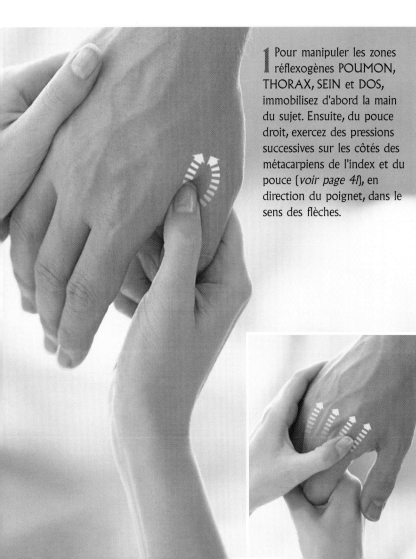

1 Pour manipuler les zones réflexogènes POUMON, THORAX, SEIN et DOS, immobilisez d'abord la main du sujet. Ensuite, du pouce droit, exercez des pressions successives sur les côtés des métacarpiens de l'index et du pouce (*voir page 41*), en direction du poignet, dans le sens des flèches.

2 Pour manipuler les autres zones réflexogènes, changez de main. Celle de droite immobilise la main traitée tandis que votre pouce gauche exerce des pressions successives sur les espaces séparant les métacarpiens, à la faveur de plusieurs passages, en direction du poignet.

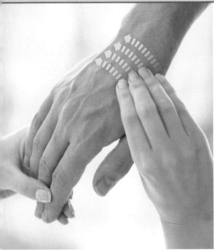

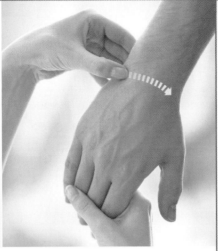

LOCALISATIONS DES ZONES RÉFLEXOGÈNES

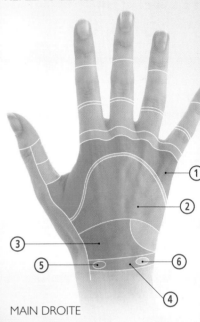

3 Ensuite, avec quatre doigts de la main droite, exercez des pressions successives sur la zone réflexogène de la RÉGION LOMBAIRE, dans le travers de la main, précédant le poignet. Répétez plusieurs fois.

4 Changez de main puis, du pouce gauche, exercez des pressions sur les zones réflexogènes GANGLIONS LYMPHATIQUES, TROMPES de FAL-LOPE et AINE. Effectuez plusieurs passages.

MAIN DROITE

Le dos de la main présente les zones réflexogènes en larges bandes tranver-sales. Celles du DOS, du POUMON, du THORAX et du SEIN se trouvent près des doigts **①**. Bien qu'apparaissant sous forme de zone, celle du dos recouvre les autres – de la même manière que, anato-miquement, le dos est en surface, et les poumons "en profondeur". Le dos en pqssède une deuxième en "chapeau de gendarme" **②** Vers le poignet, est située celle de la RÉGION LOMBAIRE **③**.

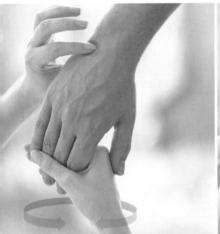

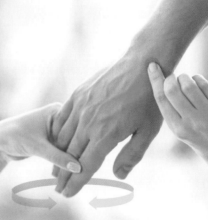

5 De l'index gauche, ciblez la zone réflexogène OVAIRE / TESTICULE puis, grâce à la rotation sur un point, faites pivoter la main dans le sens des aiguilles d'une montre, et en sens inverse. Répétez plusieurs fois.

6 Changez de main puis, après avoir ciblé la zone réflexogène UTÉRUS / PROSTATE, faites pivoter la main du sujet successivement, et de manière répétée, dans le sens des aiguilles d'une montre et en sens inverse.

La zone réflexogène des GANGLIONS LYMPHATIQUES, de la TROMPE de FAL-LOPE et de l'AINE **④** coïncide avec l'étroite bande située près du poignet. À l'intérieur de celle-ci, on trouve celle du TESTICULE ou de l'OVAIRE **⑤**, ainsi que celle de la PROSTATE et de l'UTÉRUS **⑥**.

Les localisations de ces zones réflexo-gènes sont identiques sur les deux mains, celles de la main droite correspondant à la moitié droite du corps, celle de la main gauche à la moitié gauche.

RÉGALS   Traction digitale (*p. 98*) • Étirement main (*p. 100*) • Mobilisation palmaire I (*p. 101*)

PHASE 7

Manipulation de la main gauche

Après avoir manipulé la main droite, passez à la gauche. Les pages suivantes forment un résumé qui présente l'enchaînement des différents gestes à exécuter. Quand vous aurez assimilé le mode d'application des techniques à chaque zone réflexogène, vous pourrez consulter ce résumé d'un coup d'œil ; il vous rappellera dans quel ordre elles se succèdent.

RÉGALS

Avant d'entamer la séance, véfiez que la main ne présente n coupure, ni hématome, ainsi q des zones à éviter lors des manipulations

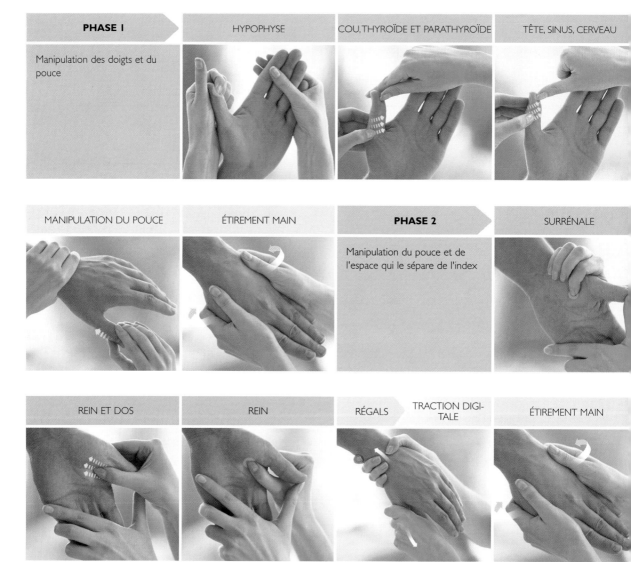

| PHASE I | HYPOPHYSE | COU, THYROÏDE ET PARATHYROÏDE | TÊTE, SINUS, CERVEAU |

Manipulation des doigts et du pouce

| MANIPULATION DU POUCE | ÉTIREMENT MAIN | PHASE 2 | SURRÉNALE |

Manipulation du pouce et de l'espace qui le sépare de l'index

| REIN ET DOS | REIN | RÉGALS | TRACTION DIGITALE | ÉTIREMENT MAIN |

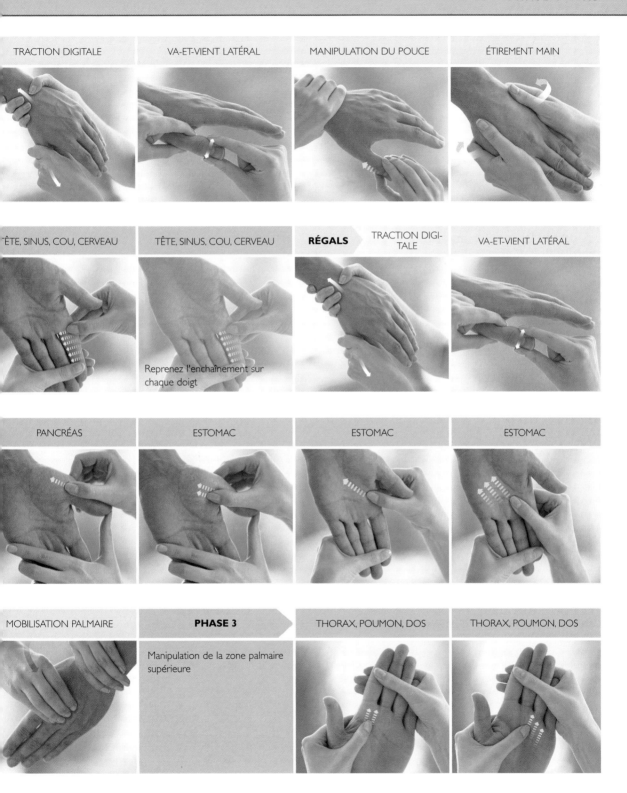

TRACTION DIGITALE

VA-ET-VIENT LATÉRAL

MANIPULATION DU POUCE

ÉTIREMENT MAIN

TÊTE, SINUS, COU, CERVEAU

TÊTE, SINUS, COU, CERVEAU

Reprenez l'enchaînement sur chaque doigt

RÉGALS   TRACTION DIGITALE

VA-ET-VIENT LATÉRAL

PANCRÉAS

ESTOMAC

ESTOMAC

ESTOMAC

MOBILISATION PALMAIRE

PHASE 3

Manipulation de la zone palmaire supérieure

THORAX, POUMON, DOS

THORAX, POUMON, DOS

ÉPAULE	ŒIL	OREILLE INTERNE	OREILLE

RATE	BRAS	CÔLON, INTESTIN GRÊLE	**RÉGALS** TRACTION DIGITALE

TÊTE, SINUS, DENTS, GENCIVES, MÂCHOIIRE, COU	TÊTE, SINUS, DENTS, GENCIVES, MÂCHOIIRE, COU	TÊTE, SINUS, DENTS, GENCIVES, MÂCHOIIRE, COU	**RÉGALS** BASCULE PALMAIRE

POUMON, THORAX, SEIN, DOS	ZONE LOMBAIRE	GANGLIONS LYMPHATIQUES, TROMPES DE FALLOPE, AINE	OVAIRE/TESTICULE

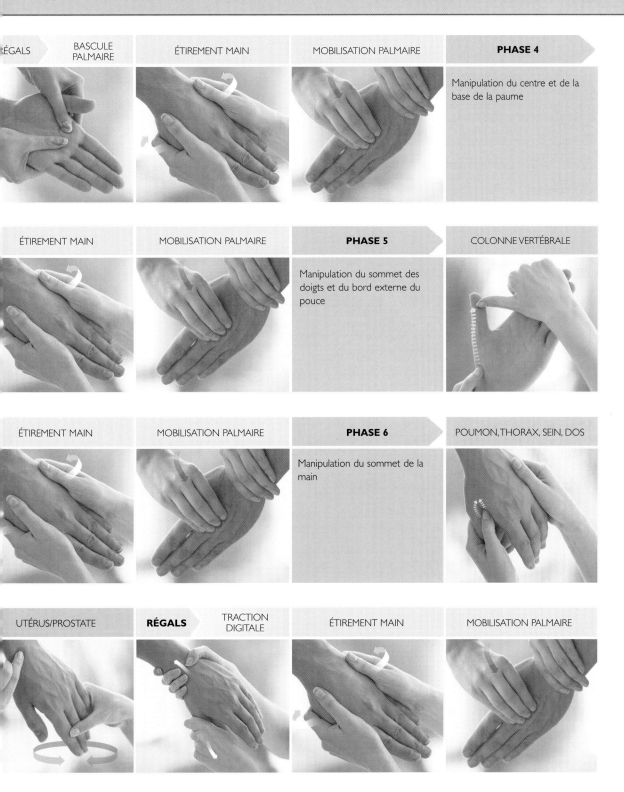

RÉGALS

BASCULE PALMAIRE

ÉTIREMENT MAIN

MOBILISATION PALMAIRE

PHASE 4

Manipulation du centre et de la base de la paume

ÉTIREMENT MAIN

MOBILISATION PALMAIRE

PHASE 5

Manipulation du sommet des doigts et du bord externe du pouce

COLONNE VERTÉBRALE

ÉTIREMENT MAIN

MOBILISATION PALMAIRE

PHASE 6

Manipulation du sommet de la main

POUMON, THORAX, SEIN, DOS

UTÉRUS/PROSTATE

RÉGALS

TRACTION DIGITALE

ÉTIREMENT MAIN

MOBILISATION PALMAIRE

CAS PARTICULIERS

En réflexologie, certaines catégories de sujets – bébés, enfants, femmes enceintes et personnes âgées – nécessitent une attention particulière, aussi les séances doivent-elles leur être adaptées. D'ordinaire, démarrez-les progressivement : augmentez la durée et l'intensité des manipulations sur plusieurs enchaînements. À la fin de chaque séance, manipulez les zones réflexogènes des reins pour facilitez l'élimination des toxines.

Bébés

Chez eux, la réflexologie a des répercussions profondes, aussi procédez avec douceur sur les petits pieds et mains. Indications : troubles du sommeil, coliques et diarrhées.

RAPPELS

La douceur prime.

Manipulez brièvement une ou deux zones réflexogènes.

Pour agir en profondeur, exercez de légères pressions sur les zones réflexogènes des pieds et mains.

Enfants

Le travail réflexologique établit avec eux un lien à la faveur d'un moment de calme, les détend et permet de déceler les "bobos muets" – chutes et hématomes – dont ils n'ont pas parlé. L'enchaînement suivant cible les zones réflexogènes qu'il convient de manipuler, d'abord sur le pied droit, puis sur le pied gauche, ou sur la main.

RAPPELS

N'espérez pas éxécuter un enchaînement complet sur un jeune enfant ; à cet âge, l'attention se relâche vite.

Vos manipulations doivent avoir un caractère ludique – par exemple, racontez-lui une petite histoire.

Exploitez sa faculté d'imitation : si vous lui montrez une technique autothérapique, il vous copiera.

Votre toucher doit être léger. S'il retire son pied ou sa main, c'est qu'il veut exprimer quelque chose.

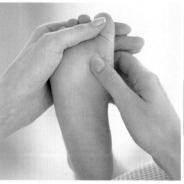

1 Immobilisez le pied puis, du pouce, pressez légèrement la zone correspondant au PLEXUS SOLAIRE, geste destiné à détendre l'enfant.

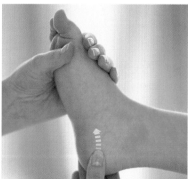

2 Ensuite, du pouce, en remontant, pressez plusieurs fois la zone réflexogène du COCCYX afin de remédier à l'effet différé des chutes, fréquentes à cet âge.

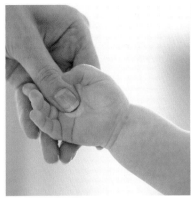

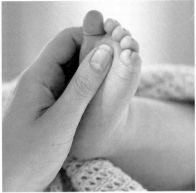

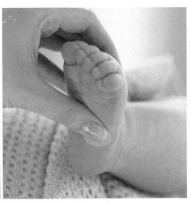

1 Pour calmer bébé, exercez une légère pression du pouce sur la zone réflexogène du PLEXUS SOLAIRE, située au-dessus du creux de la paume. Répétez sur l'autre main.

2 Pour calmer les coliques, du pouce, pressez légèrement la zone réflexogène de l'ŒSOPHAGE, située sur la pointe du pied. Répétez sur l'autre pied.

3 Pour traiter une diarrhée, avec le pouce, pressez légèrement la zone réflexogène du CÔLON. Répétez sur l'autre pied.

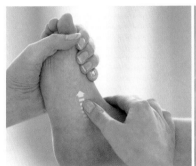

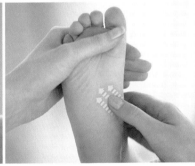

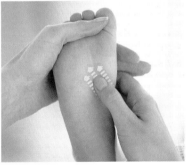

3 Continuez en pressant plusieurs fois la zone correspondant au RACHIS pour consolider l'effet des gestes précédents.

4 Du pouce, pressez plusieurs fois la zone réflexogène du PANCRÉAS pour le stimuler.

5 Pressez maintenant la zone correspondant à la SURRÉNALE, pour la stimuler également.

6 Utilisez la rotation sur un point pour améliorer le fonctionnement de l'UTÉRUS ou la PROSTATE.

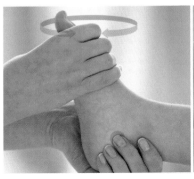

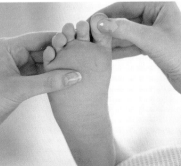

7 Pour stimuler l'HYPOPHYSE, exercez plusieurs pressions-tractions, pouce plié, sur la zone correspondante.

Femmes enceintes

Leurs problèmes varient selon le moment. Fixez un but – relaxation, sédation d'une douleur lombaire, résorption d'un œdème (des pieds, des mains, ou généralisé) – à vos enchaînements ou conjuguez différentes techniques pour répondre aux nécessités du moment. Stimulez d'abord les zones réflexogènes du pied droit, puis celles du pied gauche. Ici, ne sont présentés que les enchaînements concernant les pieds mais, si vous préférez, exécutez-les sur les mains.

ATTENTION

L'opportunité de la réflexologie pendant le premier trimestre de grossesse est débattue au sein de la profession. Pour notre part, nous estimons qu'elle est bénéfique si vous :

• débutez progressivement, par des manipulation brèves et douces.

• évitez la manipulations répétée et prolongée d'une seule zone réflexogène.

• stimulez les zones réflexogènes des reins.

• recommandez la consultation d'un médecin si des anomalies se manifestent.

Relaxation

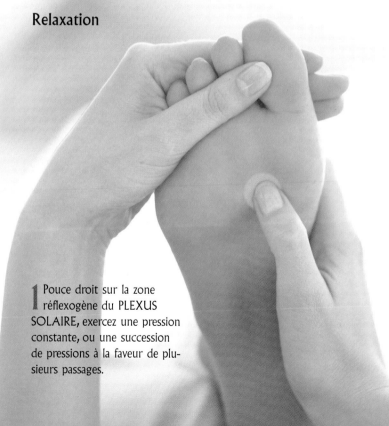

1 Pouce droit sur la zone réflexogène du PLEXUS SOLAIRE, exercez une pression constante, ou une succession de pressions à la faveur de plusieurs passages.

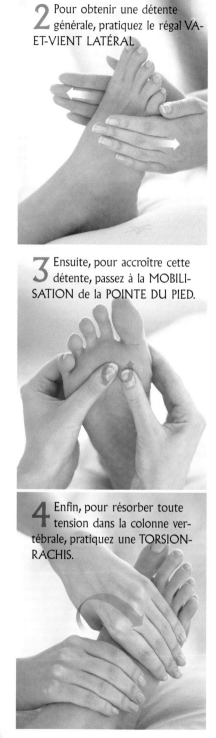

2 Pour obtenir une détente générale, pratiquez le régal VA-ET-VIENT LATÉRAL

3 Ensuite, pour accroître cette détente, passez à la MOBILISATION de la POINTE DU PIED.

4 Enfin, pour résorber toute tension dans la colonne vertébrale, pratiquez une TORSION-RACHIS.

Sédation d'une douleur lombaire

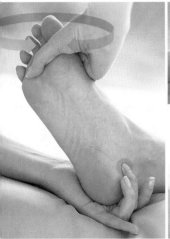 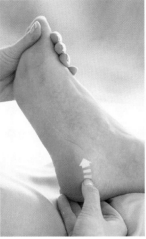 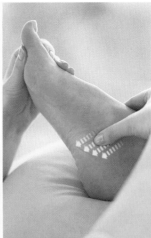 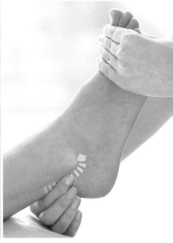

1 Stimulez la zone réflexogène de l'UTÉRUS en appliquant la technique de rotation sur un point.

2 Pour détendre les vertèbres sacrées, du pouce, pressez la zone du COCCYX.

3 Pour relaxer VESSIE et RÉGION LOMBAIRE, insistez sur les zones correspondantes.

4 Pour soulager HANCHE et NERF SCIATIQUE, manipulez leurs zones réflexogènes.

Résorption d'un œdème

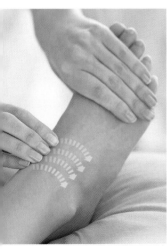 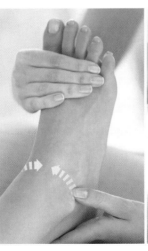 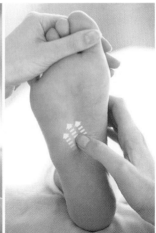 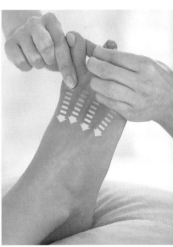

1 Avec quatre doigts, pressez la zone réflexogène RÉGION LOMBAIRE (travers du pied).

2 Pour faciliter le drainage, pressez, du pouce, la zone GANGLION LYMPHATIQUE.

3 Favorisez l'élimination en manipulant la zone réflexogène REIN.

4 Avec l'index, pressez les zones SEIN et THORAX pour faciliter le drainage lymphatique supérieur.

Personnes âgées

Nombre d'entre elles apprécient particulièrement ce toucher relaxant, qui améliore considérablement leur qualité de vie. La réflexologie contribue à résoudre certains des problèmes qui leur sont propres: mobilité restreinte, incontinence et douleurs articulaires *(voir aussi, à ce propos, Le rhumatisme et l'arthrite p. 142).*

Les enchaînements présentés ciblent chacun d'eux ou se conjuguent si nécessaire. Ils concernent les pieds mais, selon les préférences, se pratiquent aussi sur les mains. Appliquez les techniques indiquées sur les zones réflexogènes du pied droit, puis du gauche.

Mobilité restreinte

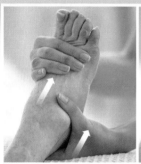

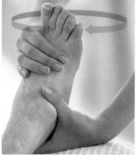

1 Pour "délier" les os du pied, pratiquez d'abord une douce TRACTION de la CHEVILLE.

2 Ensuite, faites de même, mais en donnant à cette rotation toute son amplitude.

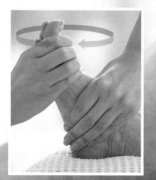

3 Pour mobiliser davantage le pied, utilisez la RELAXATION PLANTAIRE CENTRALE.

4 Enfin, en guise de régal, pratiquez le VA-ET-VIENT LATÉRAL.

Incontinence

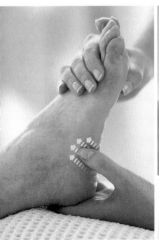 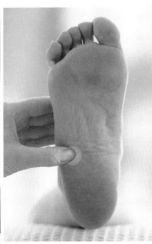 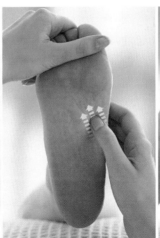 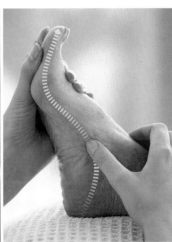

1 Du pouce, pressez plusieurs fois la zone REIN pour stimuler les voies urinaires.

2 Faites de même sur la zone réflexogène SURRÉNALE pour stimuler la diurèse.

3 Du pouce, pressez la zone réflexogène de la VESSIE pour augmenter son tonus musculaire.

4 Enfin, du pouce, pressez la zone GAN-GLIONS LYMPHA-TIQUES pour limiter la rétention liquidienne.

Douleurs articulaires

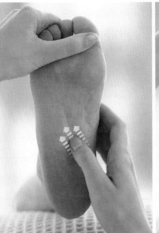 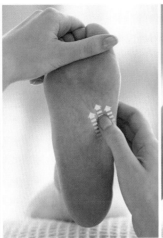 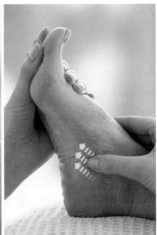 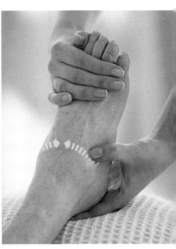

1 Manipulez plusieurs fois les zones réflexogènes GENOU et JAMBE.

2 Ensuite, pratiquez plusieurs pressions-tractions, pouce plié, de la zone CÔLON pour améliorer la mobilité.

3 Pour réduire l'inflammation, du pouce, pressez la zone réflexogène SURRÉNALE.

4 Du pouce, pressez intégralement la zone réflexogène RACHIS pour relaxer les vertèbres.

L'AUTOTHÉRAPIE

Pratiquer la réflexologie sur vous-même a plusieurs avantages, dont la commodité. Mais vous pouvez aussi apprécier la sensibilité de certaines zones réflexogènes, et donc déceler celles sur lesquelles il faut insister. Celles manipulées ici concernent l'état de santé général. Pour cibler un trouble spécifique, reportez-vous aux pages 130-153.

L'Autothérapie des pieds

Ces enchaînements ont pour but de détendre les pieds pour favoriser l'exécution de mouvements auxquels ils ne sont pas habitués. Si vous avez du mal à les atteindre, essayez ceux destinés aux mains *(voir page 126)*.

Régals autothérapiques

Commencez par ceux présentés ci-dessous ; ils facilitent la relaxation et rompent les processus stressants inhérents au quotidien.

NOTES PRATIQUES

S'il vous est impossible d'atteindre vos pieds, envisagez la réflexologie des mains, l'achat d'un rouleau (pied) ou la réalisation d'un chemin de santé.

Octroyez-vous une courte pause dans votre emploi du temps chargé pour appliquer une technique durant une activité extra-professionnelle, ou consacrer de temps à autre quelques minutes à une légère manipulation.

Les premiers résultats vous motiveront. Débutez par une zone restreinte. Décidez de votre problème de santé à traiter et appliquez les techniques adéquates.

Testez différentes techniques pour trouver celle(s) vous convenant afin de la/les pratiquer assez souvent pour obtenir des résultats.

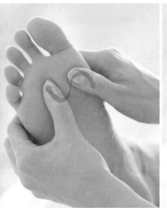

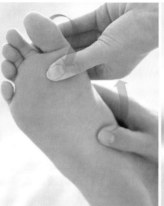

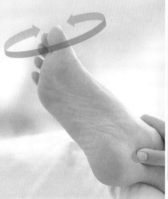

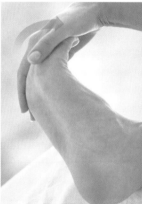

1 Pour stimuler la zone réflexogène POUMON, située sur la pointe du pied (*voir page 71*), pratiquez le RELAXATION de la POINTE DU PIED.

2 Relaxez la zone de la colonne vertébrale en pratiquant la TORSION-RACHIS (*voir page 69*).

3 Ensuite, pratiquez la ROTATION de la CHEVILLE, qui détend les quatre grands groupes musculaires du pied et résorbent l'œdème autour des chevilles (*voir page 72*).

4 Pour faciliter la relaxation du cou et dos, étirez la plante du pied (*voir ci-dessus*).

Enchaînement autothérapique

Après la série des régals, passez à la séance elle-même.

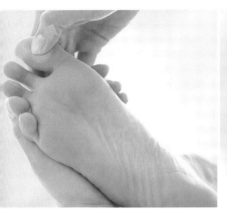 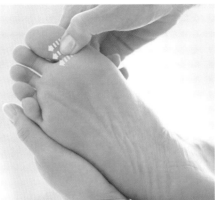 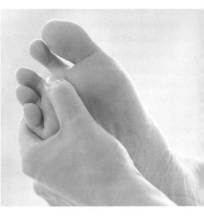

1 Pied posé sur l'autre jambe et maintenu d'une main, exercez plusieurs pressions-tractions, pouce plié, sur la zone réflexogène de l'HYPOPHYSE.

2 Dans la même position, manipulez les zones réflexogènes COU, THYROÏDE et PARATHYROÏDE en les pressant du pouce droit à la faveur de plusieurs passages.

3 Ensuite, avec les extrémités du pouce et de l'intex gauches, pincez plusieurs fois la chair entre les orteils pour stimuler les zones YEUX, OREILLE INTERNE et OREILLE.

5 Pour stimuler la zone réflexogène PANCRÉAS, exercez, avec le pouce, des pressions successives à hauteur de la "taille", comme indiqué. Effectuez plusieurs passages.

4 Du pouce droit, pressez la zone réflexogène UTÉRUS/PROSTATE. Faites pivoter plusieurs fois votre pied dans le sens des aiguilles d'une montre et inversement. Essayez de faire tourner votre gros orteil sur 360°.

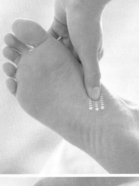

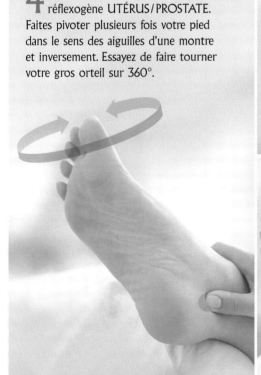

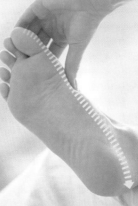

6 La zone réflexogène RACHIS se manipule en plaçant quatre doigts sur le côté du gros orteil, le pouce pressant la bordure de la face interne du pied. Une fois qu'il est en extension, replacez-le pour continuer à descendre vers le talon.

L'autothérapie des mains

Vos mains sont parfaites pour une discrète séance d'autothérapie, pratiquée notamment avec une balle de golf – rangée à côté de votre siège, dans votre sac à main ou un tiroir de votre bureau – à l'occasion d'une brève pause antistress. Préparez-les en leur offrant quelques régals relaxants *(pour les troubles spécifiques, voir pages 130–153).*

Régals autothérapiques

Ceux présentés ici sont tout indiqués comme préambule à une séance d'autothérapie. Vous pouvez les compléter par d'autres *(voir pages 98–101)*, destinés à détendre les mains en profondeur.

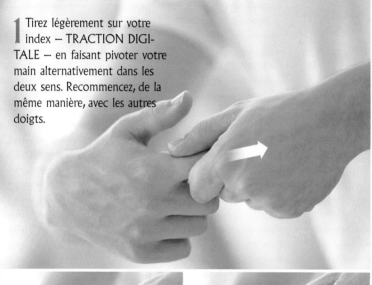

1 Tirez légèrement sur votre index – TRACTION DIGITALE – en faisant pivoter votre main alternativement dans les deux sens. Recommencez, de la même manière, avec les autres doigts.

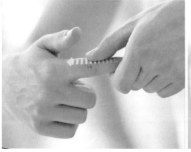

2 Ensuite, par la MANIPULATION des DOIGTS, étirez leurs articulations à la faveur de plusieurs passages sur chacun d'eux *(voir page 99)*.

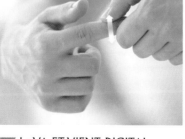

3 Le VA-ET-VIENT DIGITAL LATÉRAL mobilise les doigts sur un mode inhabituel pour eux. Recommencez plusieurs fois sur chacun d'eux *(voir page 99)*.

Enchaînement autothérapique

Après les régals, passez à l'enchaînement qui, décomposé ci-dessous, sti-

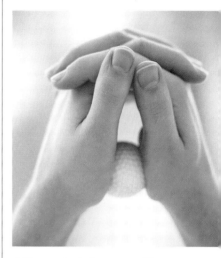

1 On manipule les zones réflexogènes PANCRÉAS et ESTOMAC en plaçant une balle de golf entre les mains pour la faire rouler, ou la presser, entre elles, sur toute la surface palmaire.

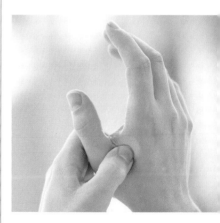

5 Pouce et index placés comme ci-dessus, pincez la chair pour stimuler la zone réflexogène PLEXUS SOLAIRE.

mule différentes zones réflexogènes. Il cible celles qui sont le plus souvent soumises à tensions. Certaines techniques font appel, par exemple, à une balle de golf, comme ici.

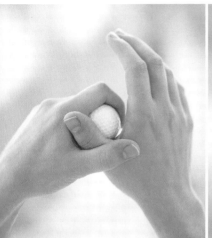

2 Ensuite, placez-la sur la zone réflexogène THYROÏDE pour la faire rouler plusieurs fois en va-et-vient.

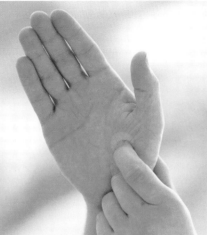

3 Extrémité de l'index placée sur la zone réflexogène SURRÉNALE (*voir, page 104, sa localisation précise*), exercez des pressions successives, et répétez plusieurs fois.

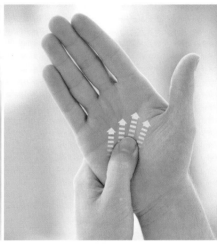

4 Pour manipuler les zones réflexogènes FOIE et VÉSICULE BILIAIRE, placez votre pouce sur la paume puis exercez des pressions successives, comme indiqué.

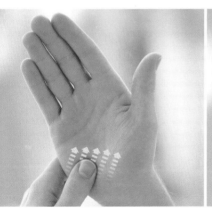

6 Passez aux zones réflexogènes CÔLON et INTESTIN GRÊLE en les pressant avec le pouce, près du poignet, dans le sens indiqué.

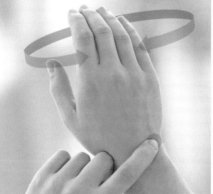

7 Index placé sur la zone OVAI-RE / TESTICULE, située sur votre poignet, appliquez plusieurs fois la technique de rotation sur un point (*voir page 66*), en pivotant dans les deux sens.

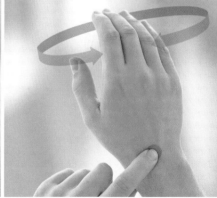

8 Index placé sur la zone UTÉRUS / PROSTATE, de localisation identique, procédez comme en 7, d'abord dans le sens des aiguilles d'une montre, puis en sens inverse.

Au bureau...

Il n'y a rien de tel que d'être en méforme pour rendre une journée de travail plus longue, ce à quoi vos compétences réflexologiques remédieront en partie. La manipulation des zones réflexogènes ci-dessous a pour but de vous redynamiser et de vous aider à surmonter le stress. Si vos mains sont fatiguées en raison du travail accompli, essayez les exercices proposés pages 54.

Ici, la main se balance pour engendrer une pression intermittente.

1 Index gauche placé sur la zone réflexogène SURRÉNALE, pressez le point indiqué, puis imprimez à la main gauche un balancement latéral. Changez de main, pour recommencer sur l'autre main. Ces gestes dynamisants disposent à une journée bien remplie.

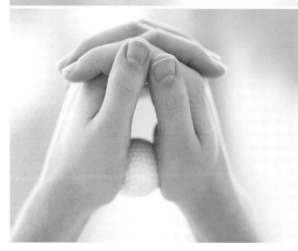

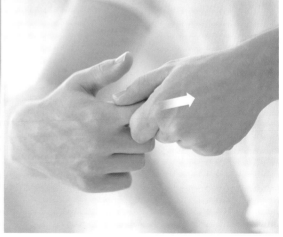

2 Croisez les doigts, une balle de golf coincée entre les paumes, puis faites-la rouler plusieurs fois sur toute la zone réflexogène PANCRÉAS pour entretenir votre dynamisme.

3 Pour conclure cette manipulation, résorbez les tensions, relaxez vos mains surmenées et pratiquez plusieurs fois la TRACTION DIGITALE sur chaque doigt avant de passer à l'autre main.

... et en déplacement

Faites des trajets journaliers une occasion d'améliorer votre santé. En appliquant judicieusement les techniques réflexologiques, vous vous préparez à un emploi du temps quotidien chargé ou à une détente bien méritée en fin de journée. Testez les exercices suivants, destinés aux voyageurs réguliers, ou ciblez des troubles précis *(voir pages 130–153)*.

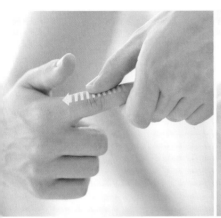

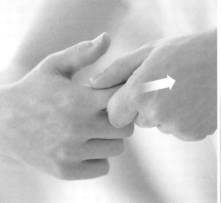

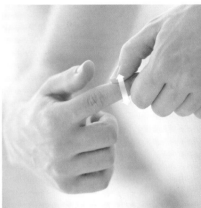

1 Ce geste détend la région du COU tout en étirant les doigts endoloris des voyageurs. Cette MANIPULATION des DOIGTS s'applique à chacun d'eux, et aux deux mains.

2 Pour relaxer vos doigts, "régalez"-les en pratiquant la TRACTION DIGITALE sur chacun d'eux. Ensuite changez de main et reprenez cet enchaînement sur l'autre main.

3 Le VA-ET-VIENT DIGITAL LATÉRAL augmente la souplesse des doigts et les repose en leur faisant découvrir un mouvement inhabituel. Répétez sur chaque doigt d'une main, puis à l'autre.

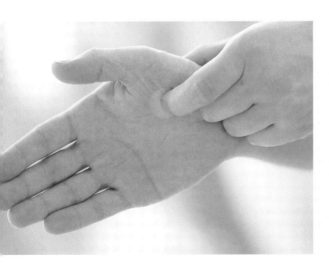

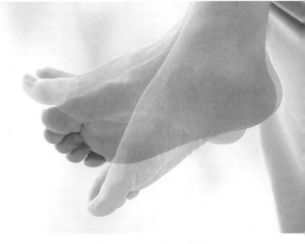

4 Pour vous préparer à l'heure de pointe matinale, pressez, de l'index gauche, la zone réflexogène SURRÉNALE en balançant latéralement la main correspondante. Recommencez sur l'autre main.

5 Pour étirer les muscles de vos pieds endoloris, pratiquez plusieurs fois la ROTATION de la CHEVILLE, d'abord dans le sens des aiguilles d'une montre, puis en sens inverse. Passez à l'autre jambe, et recommencez.

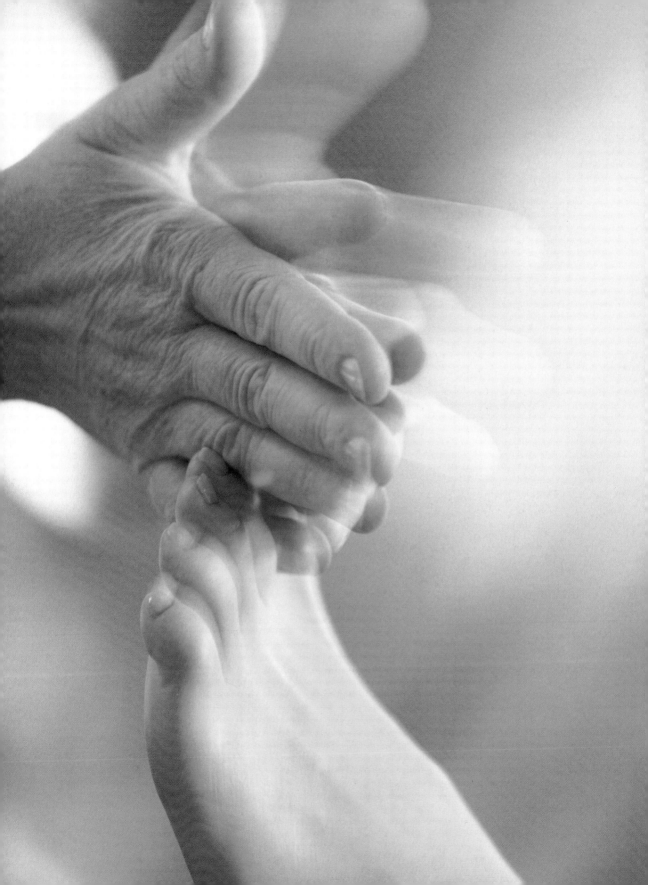

LE CIBLAGE THÉRAPEUTIQUE DES ZONES RÉFLEXOGÈNES

Que vous vouliez calmer un mal de gorge, diminuer l'intensité d'une crise d'asthme ou atténuer une céphalée, la réflexologie est un adjuvant sûr et efficace du traitement médical classique. Les nombreuses pages que ce chapitre consacre à des troubles précis indiquent également, sous forme condensée, les zones réflexogènes à manipuler pour traiter chacun d'eux.

RÉFLEXOLOGIE ET PROBLÈMES DE SANTÉ

Si les enchaînements réflexologiques présentés plus haut dans cet ouvrage concernent l'intégralité des pieds et des mains, de même qu'ils visent à une amélioration de l'état de santé général et du bien-être, vous pouvez également cibler des zones réflexogènes pour leur consacrer une séance complète ou, si votre temps est limité, ne traiter qu'une pathologie spécifique. Dans ce chapitre, nous indiquons quelles zones réflexogènes manipuler, et avec quelle fréquence, afin d'accélérer les processus d'autoguérison naturels. Beaucoup de gens estimant que la réflexologie des pieds est plus efficace que celle des mains, bien que cette dernière soit souvent plus pratique, nous avons indiqué les zones réflexogènes dans les deux cas.

Parfois, la zone réflexogène à manipuler saute aux yeux, comme c'est le cas lorsqu'on stimule celle du poumon pour améliorer la fonction respiratoire. Il est donc logique de la cibler en présence d'une bronchite, d'un asthme ou de quelque autre pathologie affectant cet organe.

Cependant, au fil des ans, les réflexologues ont découvert que maints facteurs se conjuguent dans les problèmes de santé, et que, par conséquent, différentes zones réflexogènes doivent être stimulées. Ainsi, dans l'exemple précédent, manipuler celle du poumon ne suffit pas, mais celle de la surrénale doit aussi être stimulée pour atténuer les symptômes de l'asthme — notamment la respiration sifflante — car cette glande sécrète l'adrénaline, qui joue un rôle important dans la fonction respiratoire, contribuant par là à amplifier les mécanismes d'autoguérison naturels.

En outre, nombre de troubles sont engendrés par de multiples facteurs. La constipation, par exemple, résulte de tensions et/ou de dysfonctionnements affectant l'un des organes participant à la digestion et à l'éli-mination des déchets. Pour la traiter, les réflexologues agissent sur les zones gastrique, colique, ainsi que sur d'autres. Cela veut dire que vous devez être prêt à tâtonner et à noter celles qui, d'après vous, doivent être manipulées.

Il n'y a pas de règles précises quant à la durée et à la fréquence d'application des techniques réflexologiques. Dans une certaine mesure, ces deux paramètres dépendent de la nature de la pathologie, de l'âge et de l'état de santé général du sujet traité (voir l'encadré "Attention", page suivante). Parfois, vous voudrez stimuler en permanence telle zone réflexogène jusqu'à obtention du résultat recherché, comme c'est le cas lorsqu'on souhaite soulager une patiente souffrant de règles douloureuses. Si vous vous trouvez dans cette situation depuis de nombreuses années, et si vous êtes régulièrement constipée ou présentez des céphalées, vous souhaiterez manipuler quotidiennement — peut-être 3 ou 4 fois — les zones réflexogènes adéquates. Soyez à l'écoute de votre corps ; de même, notez durée et fréquence des séances qui vous soulagent.

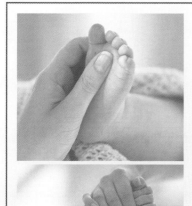

ATTENTION

- La réflexologie est un adjuvant des soins médicaux, pas un substitut. Consultez toujours votre médecin si vous souffrez d'une pathologie.
- Si vous êtes enceinte, rappelez-vous les précautions d'usage *(voir page 120).*
- Si vous traitez bébés, enfants ou personnes âgées, faites-le plus souvent. Exercez des pressions moins fortes et moins longues que chez les autres sujets *(voir aussi pages 118-123).*
- Si une zone réflexogène est hypersensible au toucher, c'est qu'elle a été trop sollicitée, aussi stimulez-en une autre. Quand, un autre jour, vous la manipulerez à nouveau, pressez-la moins fort, plus fréquemment et écourtez la séance.
- Quand vous manipulez la zone réflexogène de sujets diabétiques ou hypoglycémiques (taux de sucre sanguin inférieur à la normale), au début, n'appuyez que légèrement et brièvement.
- Ne sollicitez pas abusivement la zone réflexogène d'une région malade (par ex. celle de la vessie, en cas d'infection).
- Si vous traitez un sujet gravement malade, n'exercez que de légères pressions sur un court laps de temps.

NOTES THÉRAPEUTIQUES

RELAXATION : Tensions et stress aggravent maintes pathologies. La réflexologie propose trois modes de relaxation :

1. Pratiquez une séance réflexologique complète du pied ou de la main. Se faire traiter par un tiers est plus relaxant que le faire en autothérapie.
2. Songez à une "séance-régals", c'est-à-dire ne comportant que ces techniques (voir pages 68-73 et 98-101).
3. Manipulez la zone réflexogène du plexus solaire, au début et à la fin de votre séance.

RÉACTION POSITIVE : En cours de séance, le sujet dit souvent "ça fait du bien", ou même "c'est un mal pour un bien". Notez la zone réflexogène ou le régal impliqué en prévision de la séance suivante.

VEILLEZ AU CONFORT : Un bref "ça fait mal", un pied ou une main qui recule, indique toujours une zone réflexogène hypersensible ou une pression trop forte. Veillez toujours au confort du sujet.

BOIRE BEAUCOUP : Rappelez toujours à autrui qu'il doit boire beaucoup d'eau pour éliminer les toxines libérées par les manipulations.

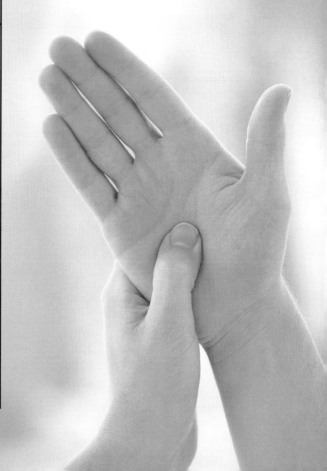

LA CONSTIPATION

Ce trouble, dû à la paresse intestinale, réagit souvent bien aux manipulations réflexologiques. Maints facteurs – régime alimentaire, hydratation insuffisante, certains médicaments, traumatismes de la région lombaire – perturbent le processus d'élimination des déchets. La sollicitation des zones réflexogènes correspondant au tube digestif y remédie.

RECHERCHES

En Chine, six études ont démontré l'efficacité de la réflexologie dans la constipation. Elle améliore le péristaltisme (contractions ondulatoires du côlon et de l'intestin grêle) et raccourcit le temps d'exonération.

Manipulation des mains

Les zones réflexogènes, étendues, correspondant aux organes digestifs, se trouvent sur les deux mains. Une balle de golf permet de les couvrir et de les stimuler simultanément.

1 Faites rouler la balle sur les parties charnues des paumes pour stimuler les zones réflexogènes SURRÉNALE, PANCRÉAS et ESTOMAC (les deux dernières partiellement).

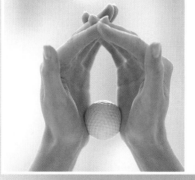

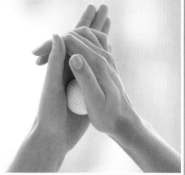

2 Replacez la balle à sa position de départ, et faites la rouler sur les zones réflexogènes CÔLON et INTESTIN GRÊLE.

3 Continuez en faisant rouler la balle sur toute la zone réflexogène ESTOMAC, sur la main gauche.

4 Changez de main, puis faites-la rouler sur les zones réflexogènes VÉSICULE BILIAIRE et FOIE de la main droite.

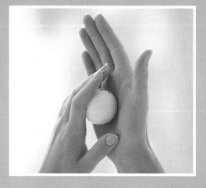

Manipulation des pieds

L'indication de la réflexologie des pieds dans la constipation comporte la stimulation des zones réflexogènes correspondant à la digestion et à l'élimination. Débutez par le pied droit, puis passez au gauche. En prévision des séances ultérieures, notez sa durée et les résultats obtenus.

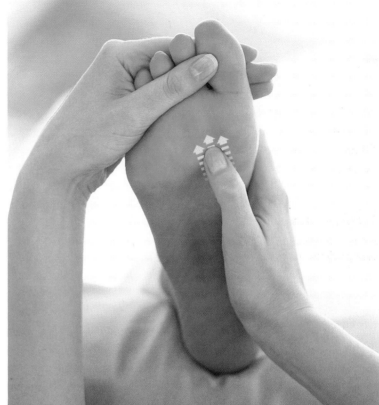

1 Commencez par exercer avec le pouce droit une série de pressions sur la zone réflexogène PLEXUS SOLAIRE, ce qui relâche les tensions favorisant la constipation.

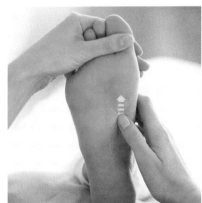

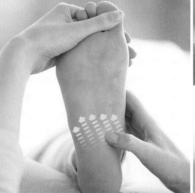

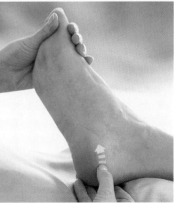

2 Procédez de même, à la faveur de plusieurs passages, sur la zone réflexogène SURRÉNALE. Cette glande joue un rôle essentiel dans le péristaltisme intestinal (contractions qui propulsent le bol alimentaire).

3 Manipulez ensuite celles correspondant à la VÉSICULE BILIAIRE, au FOIE, au CÔLON et à l'INTESTIN GRÊLE. Exercez des pressions du pouce d'abord dans une direction, puis dans l'autre. Le foie sécrète la bile, et la vésicule biliaire la stocke.

4 Enfin, avec le pouce droit, pressez plusieurs fois les zones réflexogènes COCCYX et RECTUM pour relâcher les tensions lombaires. Côlon et intestin grêle sont placés dans le bassin, à hauteur des lombes et du sacrum, si bien que toute tension perturbe la digestion.

LES MAUX DE TÊTE

Nombre de facteurs les favorisent, mais une tension en est presque toujours la cause. Le moyen le plus efficace de traiter une céphalée consiste à tester les enchaînements proposés ci-dessous, puis à utiliser les techniques réflexologiques pour stimuler les zones réflexogènes appropriées *(voir encadré page ci–contre)*, selon que vous souffrez de migraines ou que la douleur siège dans une région précise de la tête.

RECHERCHE

En 1997, une étude danoise a constaté que la réflexologie atténue les maux de tête. Mieux : nombre des sujets y participant déclaraient "traiter" leurs céphalées au lieu de "vivre avec" elles. Conclusion de l'étude : "les malades se considèrent comme les premiers agents du processus pathologique et de la guérison".

Manipulation des mains

Ici, la réflexologie des mains a beaucoup d'avantages : on peut les manipuler discrètement, même au bureau ou dans tout lieu public, et les zones réflexogènes digitales, aisément accessibles, correspondent à la tête et au cou. Or, les tensions cervicales favorisent souvent les céphalées atténuées par la stimulation réflexologique. Veillez à solliciter les deux mains de la même façon, et voyez ce qui est le mieux pour vous.

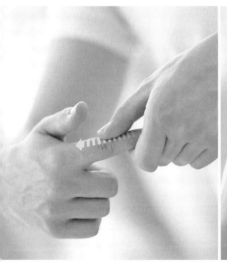

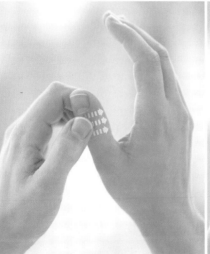

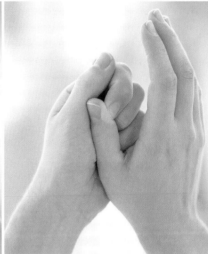

1 D'abord, manipulez les zones réflexogènes COU et TÊTE, pour relâcher les tensions, en pratiquant la manipulation des doigts *(voir page 99)*. Tout en étirant vos doigts, essayez de visualiser l'étirement de vos cou et tête.

2 Manipulez les zones TÊTE, VISAGE et SINUS en insistant sur les points de tension. Recherchez les points d'hypersensibilité, souvent localisés au-dessous des ongles. Selon le siège de la céphalée, vous obtiendrez de meilleurs résultats sur une main que sur l'autre.

3 Passez à la manipulation des zones TÊTE et CERVEAU, situées sur le pouce et les doigts, en exerçant des pressions-tractions pouce (ou index) plié. Recherchez les plus sensibles, et manipulez-les pour atténuer tensions et douleurs.

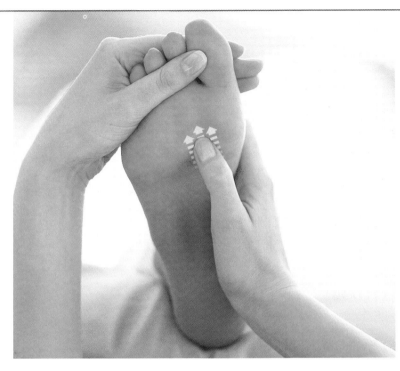

Manipulation des pieds

Quand vous stimulez leurs zones réflexogènes, veillez à exécuter un enchaînement complet sur chacun d'eux, l'un pouvant être plus sensible au toucher que l'autre, et donc nécessiter que vous vous y attardiez. Si vous êtes sujet aux céphalées, manipuler régulièrement vos pieds peut prévenir celles-ci.

1 Débutez par des pressions du pouce sur la zone réflexogène PLEXUS SOLAIRE pour relâcher les tensions dans tout le corps. Effectuez de nombreux passages.

DIVERS MAUX DE TÊTE

Selon celui dont vous souffrez, manipulez les zones réflexogènes suivantes.

MIGRAINE : Pression du pouce sur la zone COCCYX du pied.

MIGRAINE avec TROUBLES VISUELS : Manipulation des doigts sur la zone COU de l'index.

CÉPHALÉE du SOMMET de la TÊTE : Stimulez la zone TÊTE, sur le dessus du gros orteil.

CÉPHALÉE TEMPORALE : Stimulez la zone TÊTE, sur le côté du gros orteil.

CÉPHALÉE OCCIPITALE : Pression du pouce sur la zone TÊTE, à la base de la partie charnue des gros orteils.

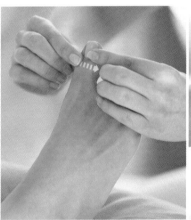

2 Ensuite, immobilisez le gros orteil puis, de l'index droit, exercez des pressions sur la zone située au-dessous de l'ongle. Répétez sur l'autre pied. Insistez sur les régions sensibles.

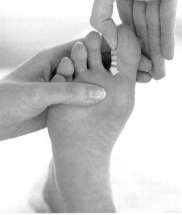

3 Pour relâcher les tensions de la tête et du cou, du pouce, pressez les côtés du gros orteil, du sommet vers la base. Répétez sur l'autre pied.

DORSALGIE ET CERVICALGIE

Pour chacun de nous, ces deux mots n'ont pas le même sens, aussi commencez par localiser la douleur, puis reportez-vous aux schémas des pieds et des mains *(voir pages 16–23)* pour trouver les zones réflexogènes correspondant à celle-ci. Rappelez-vous que tensions musculaires et articulaires favorisent souvent son apparition. En conséquence, manipulez également les zones réflexogènes en rapport avec celles où elles se manifestent plus généralement.

Manipulation de la main

Elle convient particulièrement au traitement de ces douleurs, car les techniques réflexologiques s'appliquent discrètement n'importe quand.

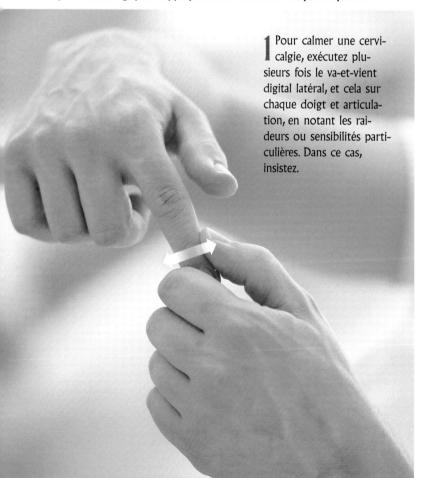

1 Pour calmer une cervicalgie, exécutez plusieurs fois le va-et-vient digital latéral, et cela sur chaque doigt et articulation, en notant les raideurs ou sensibilités particulières. Dans ce cas, insistez.

RECHERCHES

D'après plusieurs études récentes, 74 à 98 % des sujets traités par réflexologie considèrent qu'elle est efficace dans la sédation des douleurs cervicales et lombaires. L'autothérapie leur a été proposée pour consolider les résultats obtenus.

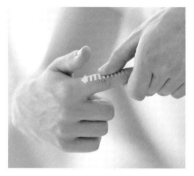

2 Ensuite, pratiquez la manipulation des doigts sur la zone COU. Pour étirer davantage chaque doigt, abaissez votre poignet puis, du pouce, exercez une pression plus forte, dans le sens de la flèche.

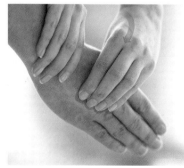

3 Pratiquez la mobilisation palmaire 1 (*voir page 101*) pour stimuler les zones DOS et RÉGION LOMBAIRE. Des doigts, pressez tout en exerçant une traction ascendante du pouce pour induire un mouvement contraire.

Manipulation du pied

Avant de commencer, pour obtenir les meilleurs résultats, reportez-vous aux schémas *(voir pages 16–19)* pour localiser les zones réflexogènes correspondant à la douleur. N'oubliez pas de pratiquer l'enchaînement sur les deux pieds, l'une d'elles pouvant être plus sensible, cas dans lequel il faudrait insister.

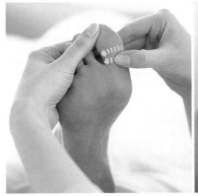

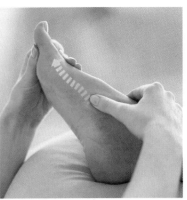

1 Manipulez d'abord la zone COU pour relâcher les tensions affectant celui-ci. Puis, du pouce, pressez la base du gros orteil à la faveur de plusieurs passages.

2 Continuez, en partant de la zone réflexogène RACHIS MÉDIAN, vers celle correspondant à la zone en rapport avec l'espace situé entre les omoplates. Ce qui affecte cette région favorise tensions et douleurs dans le cou et le dos.

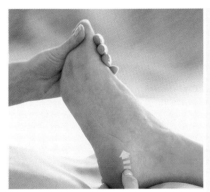

4 Avec quatre doigts de la main droite, pressez toute la zone RÉGION LOMBAIRE. Auparavant, immobilisez les orteils avec votre main gauche.

3 Partez de la zone COCCYX pour presser plusieurs fois, avec le pouce, celle du RACHIS LOMBAIRE, étendue, aussi stimulez-la sous différents angles.

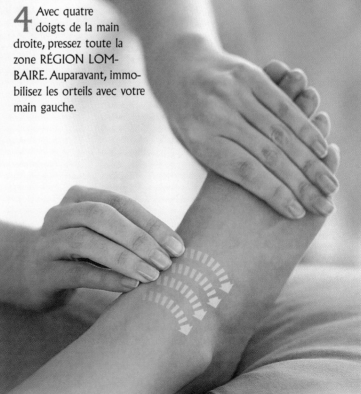

LA DOULEUR

La réflexologie aborde la douleur en exerçant une pression directe et constante sur les zones réflexogènes adéquates jusqu'à ce que la souffrance disparaisse. La manipulation de celle correspondant au plexus solaire, conjuguée avec une série de régals, contribue aussi au relâchement des tensions générales induites. Cependant, votre médecin doit toujours diagnostiquer la cause d'une douleur dont vous ignorez l'origine.

OÙ AVEZ-VOUS MAL ?

Commencez par noter la localisation de la douleur. Ensuite, cherchez les zones réflexogènes correspondantes en consultant les schémas du pied et de la main (voir pages 16-23). Rappelez-vous que le côté droit du corps se "projette" sur main et pied droits, et que le côté gauche fait de même.

Manipulation des mains

Les suggestions ci-dessous visent à relâcher les tensions qui, souvent, accentuent la douleur, ainsi que la sédation de la souffrance ressentie dans la tête et le thorax.

Lors des pressions, évitez d'enfoncer l'ongle de votre pouce dans la chair.

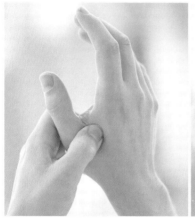

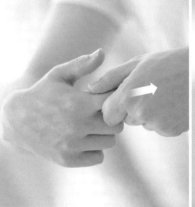

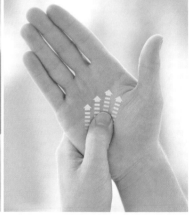

Relâcher les tensions

Placez les extrémités de vos pouce et index gauches au sommet de l'angle formé par le pouce et l'index de la main traitée, et pressez plusieurs fois la zone PLEXUS SOLAIRE.

Douleur de la tête ou du cou

Exercez, pendant 15 à 30 secondes, une pression directe sur les zones réflexogènes TÊTE et COU présentes sur le doigt ou le pouce en les serrant comme indiqué sur la photo. Recommencez.

Douleur abdominale ou thoracique

Si elle siège dans le tronc, manipulez la paume. Suivant sa localisation, du pouce, pressez la zone réflexogène correspondante. Attendez 15 à 30 secondes pour voir si elle se calme. Déplacez votre pouce, et essayez de presser la zone la plus sensible.

Manipulation des pieds

Débutez par la stimulation de la zone réflexogène du plexus solaire (voir ci-dessous) pour relâcher les tensions, puis pressez directement celle correspondant à la localisation de la douleur. Les suggestions faites ici concernent les douleurs cervicales et thoraciques.

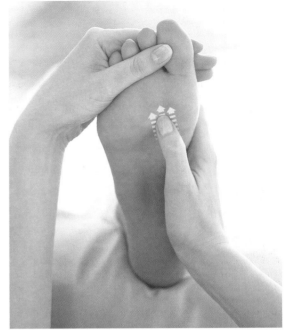

Relâchez les tensions

Pour détendre le pied, pressez avec le pouce toute la zone PLEXUS SOLAIRE (*voir à droite*). Poursuivez en procédant à une série de régals (*voir pages 68-73*).

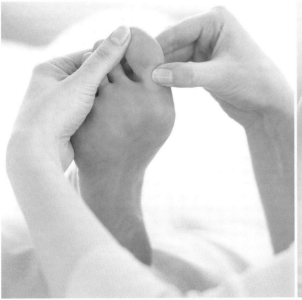

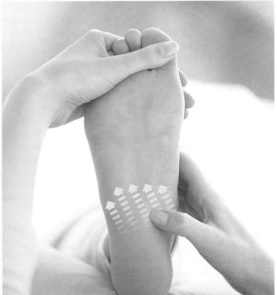

Douleur de la tête ou du cou

Pour calmer la douleur, stimulez la zone TÊTE ou COU, située sur les orteils (*voir pages 16-19*) en pinçant celle que vous avez choisie entre pouce et doigts durant 15 à 30 secondes, ou jusqu'à ce que la souffrance diminue.

Douleur abdominale ou thoracique

Si elle siège dans le tronc, manipulez la plante du pied. Placez votre pouce sur la zone réflexogène choisie et abaissez votre poignet. Restez ainsi durant 15 à 30 secondes pour voir si la douleur diminue. Déplacez votre pouce et recommencez.

ARTHRITE ET RHUMATISME

Ils sont caractérisés par l'inflammation douloureuse des articulations. Ces pathologies affectant l'ensemble du corps, manipulez intégralement pied ou main. Les zones réflexogènes à stimuler sont les suivantes : celles des reins, en rapport avec l'élimination des déchets organiques, et celles des surrénales, en raison de leur rôle anti-inflammatoire. La manipulation de celle du plexus solaire relâche les tensions, facteurs favorisants de l'arthrite *(voir aussi La douleur, pages 140–141)*.

RECHERCHE

Selon des études chinoises publiées en 1996, la réflexologie aurait un effet salutaire sur 91 à 95 % des malades souffrant d'arthrite. L'autothérapie pérennisait ces résultats.

Manipulation des mains

Dans le cas de l'arthrite, la réflexologie appliquée aux mains fait appel à deux approches. L'une consiste à stimuler les zones réflexogènes en rapport avec l'état de santé général, l'autre à favoriser la mobilisation des mains et doigts raides. Veillez à manipuler autant une main que l'autre.

1 Faites rouler une balle de golf sur la zone SURRÉNALE, située à la base de la paume, au-dessous du pouce.

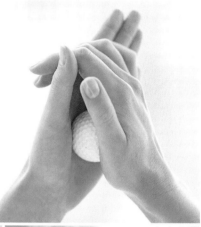

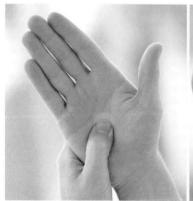

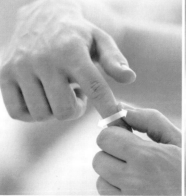

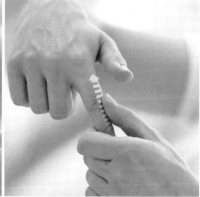

2 Ensuite, pressez plusieurs secondes la zone REIN entre pouce et index.

3 Pratiquez le va-et-vient digital latéral pour mobiliser les articulations de tous les doigts.

4 Pour entretenir la souplesse digitale, pratiquez la manipulation des doigts.

Manipulation des pieds

Si vous manipulez un sujet atteint d'arthrite, procédez avec douceur, et observez son visage pour vous assurer qu'il n'éprouve aucune gêne.

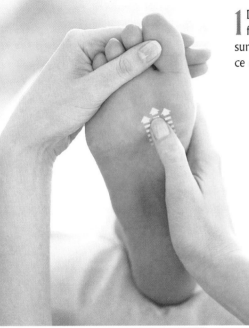

1 Débutez en exerçant plusieurs fois des pressions du pouce sur la zone PLEXUS SOLAIRE, ce qui détend.

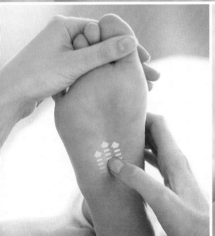

2 Faites de même sur la zone REIN. Les reins éliminent les déchets organiques qui s'accumulent autour des articulations.

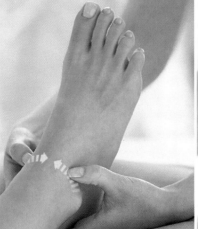

3 Reprenez plusieurs fois les pressions du pouce sur toute la zone GANGLIONS LYMPHATIQUES ; ces derniers évacuent les toxines après leur mobilisation par les manipulations réflexologiques.

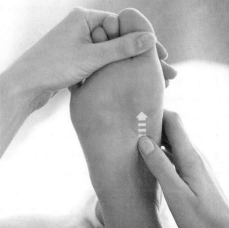

4 Passez à la stimulation de la zone SURRÉNALE. Les surrénales participent à la lutte contre l'inflammation.

AUTRES PATHOLOGIES

Ce passage vous facilitera la recherche du traitement le plus efficace. Sauf avis contraire, appliquez, durant quelques minutes, les techniques réflexologiques 3 ou 4 fois par jour, puis passez à l'autre pied ou main.

Manque d'énergie

La fatigue, surtout l'après-midi, peut traduire une glycémie trop basse. Elle est régulée par le pancréas, aussi la manipulation de la zone réflexogène PANCRÉAS 3 ou 4 fois par jour peut améliorer les choses.

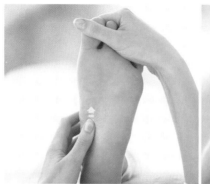

Du pouce, pressez la zone PANCRÉAS pendant quelques minutes.

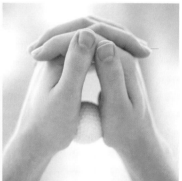

Faites rouler une balle de golf, placée comme indiqué, sur la zone PANCRÉAS durant 2 à 3 minutes.

Asthme

Pathologie allergique, il est caractérisé par une respiration sifflante, une toux et une gêne à l'expiration. La manipulation de la zone réflexogène SURRÉNALE atténue les symptômes en raison d'une sécrétion accrue d'hormones qui relaxent les poumons et améliorent la fonction respiratoire. Nous préférons la technique faisant appel à une balle de golf roulée entre les paumes.

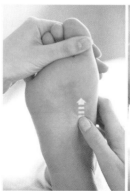

Du pouce, pressez plusieurs fois la zone SURRÉNALE.

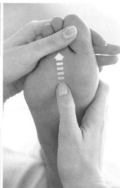

Du pouce, pressez plusieurs fois la zone POUMON, et manipulez le bout du pied.

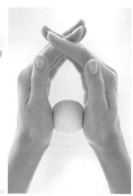

Faites rouler la balle de golf entre vos paumes, sur la zone SURRÉNALE, jusqu'à ce que les symptômes régressent.

Allergie, rhume des foins et sinusite

Ces pathologies ont en commun l'inflammation. Le cortisol, hormone sécrétée par la surrénale, abaisse le taux sanguin de la substance provoquant l'inflammation. Pour stimuler cette glande, manipulez plusieurs minutes la zone réflexogène SURRÉNALE 3 ou 4 fois par jour.

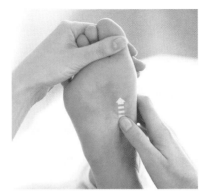 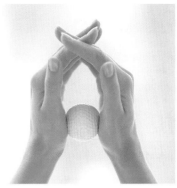

Du pouce, stimulez toute la zone SURRÉNALE (*voir ci-dessus*)

Faites rouler une balle de golf sur toute la zone SURRÉNALE (*voir ci-dessus*).

Bronchite

C'est l'inflammation des voies aériennes inférieures (poumons). Pour la réduire, ciblez la zone réflexogène SURRÉNALE (voir ci-dessus). Manipulez aussi celle du POUMON, ce qui diminue également l'intensité des symptômes.

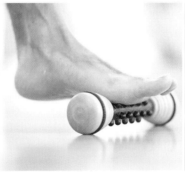 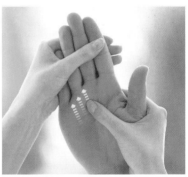

Pour stimuler la zone POUMON, servez-vous d'un rouleau (*voir ci-dessus*). Faites de même sur la zone SURRÉNALE.

Du pouce, pressez, sur la main, les zones POUMON et SURRÉNALE (*voir ci-dessus*).

Mal de gorge et amygdalite

Dans ces deux cas, manipulez les zones réflexogènes COU et SURRÉNALE pour atténuer les symptômes et réduire l'inflammation. Si celles de la main sont trop sensibles, stimulez les zones correspondantes du pied, et vice versa.

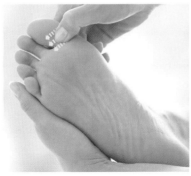 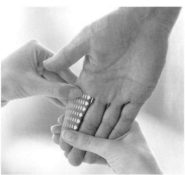

Du pouce, manipulez durant quelques minutes les zones COU et SURRÉNALE du pied (*voir ci-dessus*).

Du pouce, stimulez plusieurs fois les zones COU et SURRÉNALE de la main (*voir ci-dessus*).

Acouphènes

Ce sont les tintements, sifflements ou bourdonnements d'oreilles. Manipulez sur le pied ou la main de même latéralité que les troubles, la zone réflexogène OREILLE, jusqu'à ce que ces derniers s'atténuent. Notez le temps exigé par cette amélioration. À titre préventif, recommencez 3 ou 4 fois par jour, durant quelques minutes.

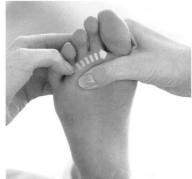

Du pouce, pressez la zone OREILLE.

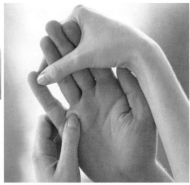

Du pouce et de l'index, pincez la zone OREILLE, située entre annulaire et auriculaire.

Troubles oculaires

En cas de fatigue des yeux, conjonctivite ou autre trouble oculaire, stimulez 3 ou 4 fois par jour durant quelques minutes, la zone réflexogène ŒIL jusqu'à ce que vous vous sentiez mieux.

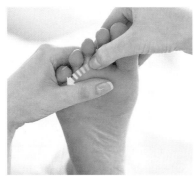

Du pouce, pressez la zone ŒIL du pied.

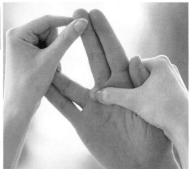

Du pouce et de l'index, pincez la zone ŒIL, entre médius et annulaire.

Pathologies cutanées

Pour des affections courantes comme l'acné, la manipulation de la zone réflexogène REIN favorise l'élimination des toxines qui pourraient y contribuer. *(Pour traiter les pathologies cutanées douloureuses comme les brûlures ou le zona, reportez-vous au passage intitulé La douleur, pages 140–141).*

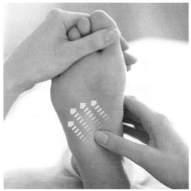

Du pouce, pressez, 3 ou 4 fois par jour, durant quelques minutes, la zone REIN.

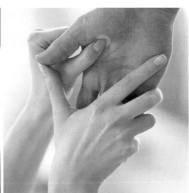

Pressez fortement, 3 ou 4 fois par jour, la zone REIN, située sur la partie charnue de la base du pouce.

Cardiopathies

Dans cette indication, stimulez 3 ou 4 fois par jour les zones réflexogènes CŒUR, PLEXUS SOLAIRE (pour favoriser la détente) et TRONC CÉRÉBRAL (celui-ci régule certaines fonctions cardiaques). Si la manipulation des pieds est difficile, essayez celle des mains *(voir à droite)*.

Du pouce, pressez la zone CŒUR (qui coïncide avec l'articulation de la première phalange du pouce traité) en effectuant plusieurs passages.

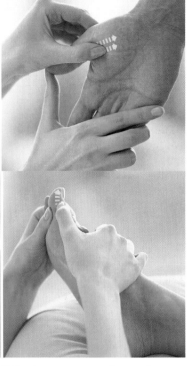

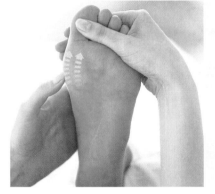

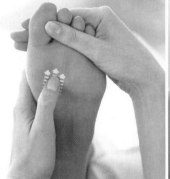

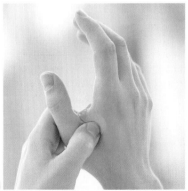

Stimulez la zone CŒUR en exerçant des pressions successives du pouce sur toute son étendue, au-dessous du gros orteil, sur la pulpe de la pointe du pied. Effectuez plusieurs passages.

Ensuite, manipulez la zone PLEXUS SOLAIRE en exerçant quelques légères pressions du pouce pour favoriser la relaxation.

Enfin, du pouce, exercez des pressions répétées sur la zone TRONC CÉRÉBRAL, à raison de plusieurs passages.

Hypertension artérielle

Chez les sujets qu'elle affecte, la relaxation est déterminante. Une séance réflexologique complète du pied est donc idéale. Une simple stimulation de la zone réflexogène du PLEXUS SOLAIRE peut également suffire. Les régals *(voir pages 68–73 et 98–101)* ont aussi un effet calmant.

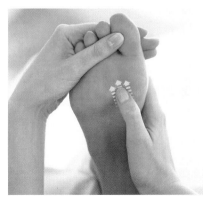

Du pouce, exercez, 3 ou 4 fois par jour, durant quelques minutes, des pressions répétées sur la zone PLEXUS SOLAIRE.

Entre pouce et index, pincez la zone PLEXUS SOLAIRE, durant quelques minutes, 3 ou 4 fois par jour.

Rétention hydrique

Le système lymphatique répartit les liquides dans l'organisme, aussi la manipulation de la zone réflexogène GANGLIONS LYMPHATIQUES l'aide-t-elle à fonctionner plus efficacement pour éviter ou atténuer ce trouble.

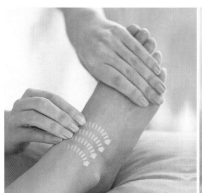

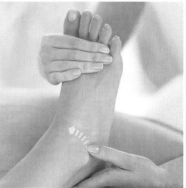

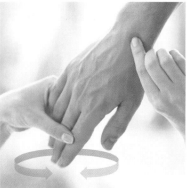

Avec quatre doigts, pressez les zones GANGLIONS LYMPHATIQUES et RÉGION LOMBAIRE. Quand vous les retirez, voyez-vous des marques sur l'œdème ? Si oui, continuez sur les autres zones œdémateuses.

Du pouce, pressez la zone GANGLIONS LYMPHATIQUES, marquez une pause, et notez tout changement de l'œdème. Stimulez les zones correspondantes des deux chevilles, en ciblant celles où il persiste.

Index droit placé sur la zone GANGLIONS LYMPHATIQUES, pratiquez la rotation sur un point en faisant décrire, plusieurs fois, un cercle à la main traitée. Répétez cette stimulation avant de passer à l'autre main.

Attaque cérébrale

Provoquée par l'arrêt de l'irrigation sanguine du cerveau (souvent elle-même due à la rupture d'un vaisseau), elle entraîne inconscience, paralysie entre autres. Stimulez, durant quelques minutes, 3 ou 4 fois par jour, la zone réflexogène CERVEAU, située du côté opposé à celui de la paralysie ; elle correspond au côté où est survenu l'accident vasculaire.

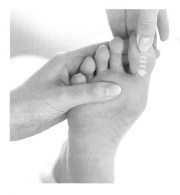

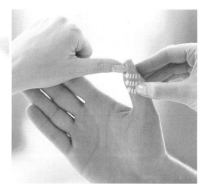

Du pouce, exercez des pressions répétées sur la zone CERVEAU, coïncidant avec la pulpe du gros orteil. Roulez également plusieurs fois l'extrémité de votre index sur cette zone.

Du pouce gauche, pressez la zone CERVEAU, qui coïncide avec la pulpe du pouce traité.

Anémie

Elle se caractérise par le fait que l'hémoglobine, protéine riche en fer contenue dans les globules rouges, est déficitaire. Il faut donc stimuler la zone réflexogène de la RATE, organe contrôlant la qualité des hématies circulantes.

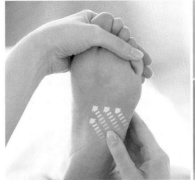

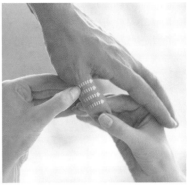

Du pouce, pressez, durant quelques minutes, et 3 ou 4 fois par jour, la zone RATE du pied.

Du pouce, pressez, durant quelques minutes, 3 ou 4 fois par jour, la zone RATE de la main.

Vertiges, évanouissements et fièvre

Ciblez la zone réflexogène de l'HYPOPHYSE. Dans les deux premiers cas, appliquez la technique décrite jusqu'à obtention d'un résultat. Pour la fièvre, faites-le toutes les heures.

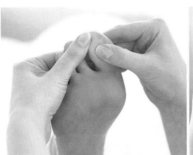

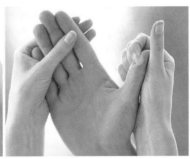

Exercez des pressions-tractions, pouce plié, sur la zone HYPOPHYSE du pied. Si les vertiges persistent, pincez aussi la zone OREILLE INTERNE (*voir page 77*).

Exercez des pressions-tractions, pouce plié, sur la zone HYPOPHYSE de la main. Si les vertiges persistent, pincez aussi la zone OREILLE INTERNE (*voir page 107*).

Gastralgies

Pour ce type de troubles, manipulez la zone réflexogène de l'ESTOMAC jusqu'à sédation de la douleur. Si vous y êtes particulièrement sujet, à titre préventif, stimulez-la plusieurs fois par jour.

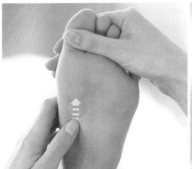

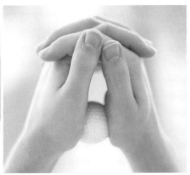

Du pouce, exercez des pressions successives sur la zone ESTOMAC du pied.

Pour stimuler la zone ESTOMAC des mains, utilisez une balle de golf.

Brûlures d'estomac

Cette sensation de brûlure œsophagienne est provoquée par des reflux de liquide acide en provenance de l'estomac. Pour soulager le patient – ou vous-même – stimulez durant plusieurs minutes la zone réflexogène PLEXUS SOLAIRE, l'œsophage s'étendant à cette région du corps.

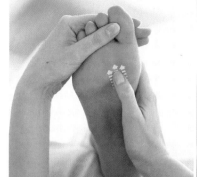

Du pouce, pressez la zone PLEXUS SOLAIRE du pied. Faites-le sur tout point sensible.

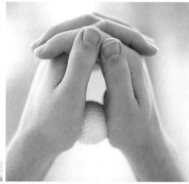

Faites rouler une balle de golf sur la zone PLEXUS SOLAIRE des mains, qui englobe celle de l'ŒSOPHAGE.

Diarrhée, colite et diverticulite

Dans ces trois cas, manipulez plusieurs minutes, 3 ou 4 fois par jour, la zone réflexogène du CÔLON.

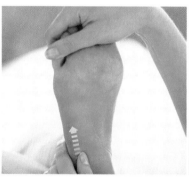

Avec le pouce, exercez des pressions successives sur la zone CÔLON du pied.

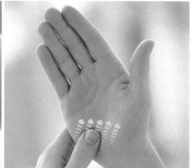

Avec le pouce, exercez des pressions répétées sur la zone CÔLON de la main.

Hémorroïdes

Il s'agit de veines variqueuses rectales. En réflexologie, on les traite en stimulant la zone réflexogène du COCCYX. Note : manipulez celles des pieds et des mains jusqu'à ce que vous trouviez un point particulièrement sensible, sur lequel vous insisterez.

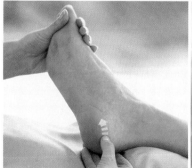

Du pouce, pressez durant quelques minutes, 3 ou 4 fois par jour, la zone COCCYX du pied.

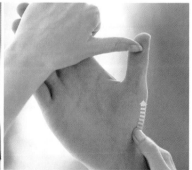

Du pouce, exercez des pressions répétées sur la zone COCCYX d'une main, puis passez à l'autre.

Infections rénales
et vésicales

Dans ces cas-là, la réflexologie pré-
conise la stimulation des zones
réflexogènes du REIN et de la VES-
SIE (pour combattre l'inflammation), et de celle correspondant à la
SURRÉNALE. Si celles des mains
sont trop sensibles au toucher, passez aux pieds, et vice versa.

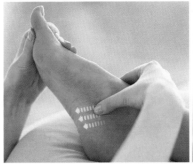

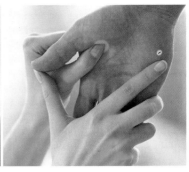

Du pouce, exercez, 3 ou 4 fois par
jour, des pressions répétées sur les
zones VESSIE et SURRÉNALE du pied
(*voir page 80*).

Effectuez plusieurs passages sur les zones
REIN et SURRÉNALE de la main (*voir
page 104*).

Diabète et hypoglycémie

L'insuline, hormone sécrétée par le
pancréas, joue un rôle indispen-
sable dans le métabolisme du sucre.
Certaines formes de diabète se
caractérisent par une production
d'insuline insuffisante qui laisse la
glycémie s'élever dangereusement.
Dans le diabète et l'hypoglycémie,
on cible la zone réflexogène du
PANCRÉAS, mais également celle
du REIN pour favoriser l'élimination des toxines.

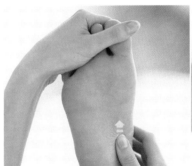

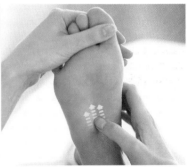

Avec le pouce, exercez des pressions
successives sur la zone PANCRÉAS, en
particulier sur le pied gauche. Effectuez
plusieurs passages.

Du pouce, exercez des pressions répétées
sur la zone REIN des deux pieds.

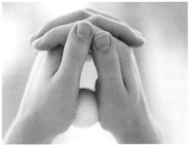

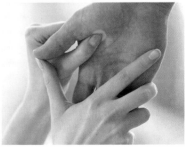

ATTENTION

Ne stimulez pas trop la zone réflexogène du PANCRÉAS ; n'appuyez que
légèrement et brièvement.

Plusieurs fois par jour, roulez une balle
de golf sur la zone PANCRÉAS, entre
vos paumes. Si sa surface est trop ferme
pour vos mains, abrégez.

De l'index et du pouce, exercez des pressions accentuées et répétées sur la zone
REIN de la main, indiquée sur la photo.

Sciatique

Due à la compression du nerf sciatique, elle provoque une vive douleur dans la fesse et la jambe. En
réflexologie, on manipule la zone
réflexogène du NERF SCIATIQUE.
En cas de douleur siégeant du côté
gauche, stimulez la main ou le pied
gauche. Si elle est à droite, faites
l'inverse.

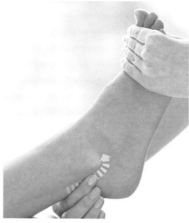

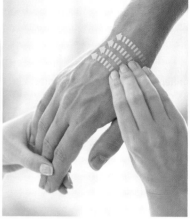

De l'index, exercez, 3 ou 4 fois par
jour, des pressions répétées sur la zone
NERF SCIATIQUE du pied.

Avec quatre doigts, comme ci-dessus, exer-
cez des pressions répétées sur les zones
RÉGION LOMBAIRE et NERF SCIA-
TIQUE, dans le travers de la main.

Dysménorrhée et syndrome prémenstruel

Avant ou pendant les règles, douleurs et autres symptômes sont fréquents. Dans le syndrome prémenstruel,
stimulez quotidiennement la zone réflexogène de

l'UTÉRUS, située sur pieds et mains. Pour les règles
douloureuses, manipulez la même zone, 3 ou 4 fois par
jour jusqu'à sédation de la douleur.

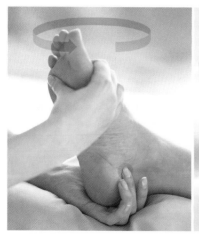

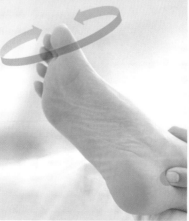

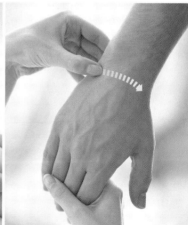

Pouce placé sur la zone UTÉRUS, pratiquez la rotation sur un point (*voir
page 66*). Passez à l'autre pied.

Tout en pressant, du pouce, la zone
UTÉRUS, faites décrire à votre cheville des
cercles dans le sens des aiguilles d'une
montre, et inversement. Passez à l'autre
pied.

Placez votre pouce sur la zone OVAIRE,
puis exercez des pressions successives à la
faveur de plusieurs passages.

Insomnie

Que vous soyiez incapable de vous "débrancher" pour dormir ou que vous vous réveilliez trop tôt, la réflexologie vous aidera. Vous obtiendrez les meilleurs résultats en demandant à votre partenaire ou ami de manipuler vos pieds juste avant le coucher. Poursuivez par une série de régals relaxants *(voir pages 68–73)*.

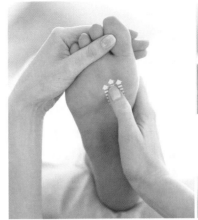

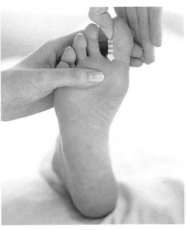

Avec le pouce, effectuez de légers passages successifs sur la zone PLEXUS SOLAIRE des deux pieds.

Du pouce, exercez des pressions successives sur les zones TÊTE et CERVEAU. Faites de même, plusieurs fois, sur la zone TRONC CÉRÉBRAL pour faciliter la relaxation (*voir page 85*).

Anxiété et état dépressif

Ici, la relaxation est essentielle. Stimulez la zone réflexogène du PLEXUS SOLAIRE pour la détente, celle du PANCRÉAS pour la stabilisation de la glycémie, et celle de la SURRÉNALE pour normaliser la sécrétion d'adrénaline.

Manipulez plusieurs fois la zone PLEXUS SOLAIRE en pinçant la palmature de la main.

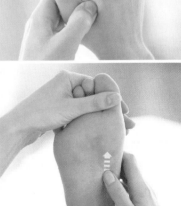

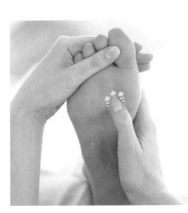

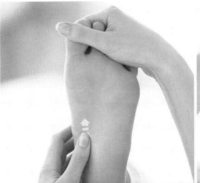

Du pouce, pressez plusieurs fois — légèrement — la zone PLEXUS SOLAIRE.

Stimulez la zone PANCRÉAS en faisant des pressions du pouce. Effectuez plusieurs passages.

Enfin, avec le pouce, exercez des pressions successives sur la zone SURRÉNALE.

LECTURES CONSEILLÉES

J.-L. ABRASSART,
Aromathérapie Essentielle,
Guy Trédaniel Éditeur

J.-L. ABRASSART,
Le Toucher libérateur,
Guy Trédaniel Éditeur

J.-L. ABRASSART,
La Réflexologie Plantaire,
Ellébore

MARY ATKINSON,
Massage des pieds et des mains,
Guy Trédaniel Éditeur

MANTAK CHIA,
Réflexologie Sexuelle,
Guy Trédaniel Éditeur

GILBERT CRÉOLA,
Homéopathie et Réflexologie,
Hameau

INGE DOUGANS,
La Réflexologie,
Librairie de Médicis

ANN GILLANDERS,
Manuel pratique et progressif de Réflexologie,
Le Courrier du Livre, 1996

ANN GILLANDERS,
Réflexologie au quotidien,
Le Courrier du Livre

DENIS LAMBOLEY,
ABC de la Réflexologie,
Grancher

SHEILA LAVERY,
Pour un sommeil réparateur et naturel,
Le Courrier du Livre

PAUL LUNBERG,
Le Livre du Shiatsu,
Le Courrier du Livre

MIREILLE MEUNIER,
Le Livre de la Réflexologie plantaire,
Guy Trédaniel Éditeur

MARIE-FRANCE MULLER
Le Dien'chan,
Jouvence

SUZANNAH OLIVIER,
Comment se préserver du Stress,
Guy Trédaniel Éditeur

DALIA PIAZZA
Réflexologie,
Éditions De Vecchi

DR YVES RÉQUÉNA,
Le Guide du Bien-Être selon la médecine chinoise,
Guy Trédaniel Éditeur

H. SHELTON,
Les Combinaisons alimentaires,
Le Courrier du Livre

PEIJIN SHEN,
Massage anti-douleur,
Le Courrier du Livre

M. TURGEON,
Découvrons la Réflexologie,
Mortagne

M. TURGEON,
La Réflexologie du Cerveau,
Mortagne

M. TURGEON,
Énergie et Réflexologie,
Mortagne

PAULINE WILLS,
Réflexologie et thérapie par la couleur,
Guy Trédaniel Éditeur

JANET WRIGHT,
Réflexologie et acupression,
Flammarion

INDEX

REMERCIEMENTS

Remerciements de l'auteur

Nous remercions l'équipe éditoriale pour l'exceptionnel travail de réalisation accompli sur cet ouvrage : Ruth Jenkinson, photographe, et son assistante Kerri Lee ; Sarah Clive, Viviene Jay, Richard Beaumont, Amanda Wright, Michael Hakeem, Sarah Jane Oliver et Sebastian Naylor, mannequins ; notre agent littéraire Mitch Douglas, de ICM ; ainsi que Mary-Clare Jerram, Stephanie Farrow, Shannon Beatty, Mabel Chan, Mark Cavanagh, Marghie Gianni et Penny Warren, de Dorling Kindersley.

Remerciements de l'éditeur

Dorling Kindersley tient à remercier les personnes suivantes pour leurs aide et participation à la réalisation de ce projet éditorial : Sue Bosanko, pour l'index ; Christine Hellman, Susannah Marriott, Constance Novis et Margaret Parrish pour la documentation éditoriale ; Tracy Miles et Ann Burnham pour leur assistance dans la conception de la maquette ; Philip Wilson pour l'illustration ; Ruth Jenkinson et Kerri Lee pour les photographies ; ainsi que Sarah Clive, Viviene Jay, Richard Beaumont, Amanda Wright, Michael Hakeem, Sarah Jane Oliver et Sebastian Naylor, mannequins.

Sources iconographiques

Recherche iconographique : Franziska Marking

L'éditeur souhaite également remercier les personnes morales suivantes pour l'aimable autorisation qu'elles ont données de reproduire leurs clichés photographiques :

6-7 : Getty Images / Nick Dolding; 10-11 : Oxford Expedition to Egypt / Paolo Scremin; 12 : Heritage Image Partnership / © The British Museum; 30 : Photonica / Neo Vision ; 60 : Photonica / Takeshi Noguchi.